primeiros socorros

como agir em situações de emergência

Administração Regional do Senac no Estado de São Paulo

Presidente do Conselho Regional: Abram Szajman
Diretor do Departamento Regional: Luiz Francisco de A. Salgado
Superintendente Universitário e de Desenvolvimento: Luiz Carlos Dourado

Editora Senac São Paulo

Conselho Editorial: Luiz Francisco de A. Salgado
 Luiz Carlos Dourado
 Darcio Sayad Maia
 Lucila Mara Sbrana Sciotti
 Luís Américo Tousi Botelho

Gerente/Publisher: Luís Américo Tousi Botelho
Coordenação Editorial: Verônica Pirani de Oliveira
Prospecção: Dolores Crisci Manzano
Administrativo: Marina P. Alves
Comercial: Aldair Novais Pereira

Consultoria técnica: José Márcio da Silva Silveira
Coordenação técnico-pedagógica: Mercilda Bartmann e Paulo Bruno
Revisão médica: Roberto Frota-Pessoa
Consultor-médico da área de saúde: Fernando Luiz Barroso
Preparação de originais: Rosalina Maria Fernandes Gouveia
Atualização: Marisa Malvestio
Coordenação de Revisão de Texto: Marcelo Nardeli
Revisão: Tereza da Rocha, Sandra Brazil e Eloiza Mendes Lopes
Projeto Gráfico, Capa: Ampersand Comunicação Gráfica
Editoração Eletrônica: Ampersand Comunicação Gráfica, Veridiana Freitas
Fotos: Zeca Guimarães, Aníbal R. Melgarejo, Cláudio Maurício V. de Souza, Nelson Martins
Maquiagem especial: Adriane Abbade e Juliana Schetinno
Ilustrações: Bruno Mazzilli
Coordenação de E-books: Rodolfo Santana
Impressão e Acabamento: Visão Gráfica

Proibida a reprodução sem autorização expressa.
Todos os direitos desta edição reservados à
Editora Senac São Paulo
Av. Engenheiro Eusébio Stevaux, 823 – Prédio Editora
Jurubatuba – CEP 04696-000 – São Paulo – SP
Tel. (11) 2187-4450
editora@sp.senac.br
https://www.editorasenacsp.com.br

© Editora Senac São Paulo, 2018

primeiros socorros

como agir em situações de emergência

atualização: Marisa Malvestio

Editora Senac São Paulo – São Paulo – 2018

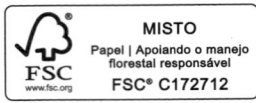

Dados Internacionais de Catalogação na Publicação (CIP)
(Jeane Passos de Souza – CRB 8ª/6189)

SENAC. Departamento Nacional.
Primeiros socorros: como agir em situações de emergência / Departamento Nacional do Serviço Nacional de Aprendizagem Comercial; atualização de Marisa Malvestio. – São Paulo : Editora Senac São Paulo, 2018.

Bibliografia.
ISBN 978-85-396-2624-3 (impresso/2018)
e-ISBN 978-85-396-2240-5 (ePub/2018)
e-ISBN 978-85-396-2068-5 (PDF/2018)

1. Enfermagem 2. Enfermagem : Pronto-socorro 3. Enfermagem : Atendimento ao paciente   I. Malvestio, Marisa. II.Título.

18-736s   CDD – 616.025
                                           BISAC MED058040
                                                  MED003010

Índice para catálogo sistemático:
1. Enfermagem em pronto-socorro 616.025

nota do editor

Este livro sobre primeiros socorros atualiza os conteúdos da primeira versão publicada em 1996. Essa nova versão foi elaborada com base na preocupação da área de saúde do Senac em apresentar a alunos e socorristas os mais recentes protocolos de atendimento de emergência.

Para sua elaboração, contamos com a consultoria do capitão do Corpo de Bombeiros do Estado do Rio de Janeiro, José Márcio da Silva Silveira – instrutor de primeiros socorros e coordenador de Enfermagem da Amil Resgate Saúde RJ –, e com a revisão técnica do cirurgião titular do Colégio Brasileiro de Cirurgiões, Roberto Frota-Pessoa, vice-diretor do Grupo de Trauma do Rio de Janeiro e instrutor do Advanced Trauma Life Support do Colégio Americano de Cirurgiões.

Primeiros socorros – como agir em situações de emergência orienta o leitor sobre a forma correta de prestar assistência a pessoas com agravos súbitos e acidentados antes do atendimento especializado. Além da explicação sobre as causas e as consequências dos principais problemas que podem ocorrer, as técnicas de socorro estão descritas passo a passo, de forma clara e sucinta. Para ajudar o trabalho do socorrista, o livro traz fotos especialmente produzidas que apresentam de forma realista o estado da vítima, a posição correta de quem presta o atendimento e os procedimentos adequados.

Contamos também com a colaboração do Instituto Vital Brazil, que, gentilmente, nos cedeu as imagens de animais peçonhentos.

Temos certeza de que este é um livro de grande importância não só para os alunos do Senac como para todas as pessoas que se dispõem a agir de forma solidária e cidadã diante de situações que exigem uma atuação de emergência, e esperamos que ele possa cumprir bem o seu papel.

capítulo 1 — **papel do socorrista** — **9**
- 10 emergências
- 10 conceito e importância dos primeiros socorros
- 13 ajuda e acionamento do serviço de emergência
- 15 caixa de primeiros socorros

capítulo 2 — **parada cardiorrespiratória (PCR) e ressuscitação cardiopulmonar (RCP) para leigos** — **17**
- 18 parada cardiorrespiratória
- 27 considerações especiais

capítulo 3 — **estado de choque** — **31**
- 32 avaliação e atendimento

capítulo 4 — **hemorragias** — **35**
- 36 hemorragia externa
- 39 hemorragia nasal
- 39 situações especiais – lesões fechadas e hemorragias internas

capítulo 5 — **ferimentos** — **43**
- 44 contusão
- 45 escoriação
- 46 amputação
- 47 ferimentos no tórax
- 48 ferimentos no abdome
- 49 ferimentos nos olhos
- 50 ferimentos com presença de objeto encravado

capítulo 6 — **entorses, luxações e fraturas** — **53**
- 54 entorses
- 56 luxações
- 56 fraturas

capítulo 7 — **vertigens, desmaios e convulsões** — **61**
- 62 vertigens
- 62 desmaios
- 65 convulsões
- 66 dor no peito

capítulo 8 — **distúrbios causados pelo calor** — **69**
- 70 queimaduras
- 73 insolação
- 74 intermação

capítulo 9 — **choques elétricos** — **77**

sumário

capítulo 10 — afogamentos — 81

capítulo 11 — corpos estranhos no organismo — 85
- 86 olhos
- 87 pele
- 89 ouvido
- 90 nariz
- 90 garganta (obstrução das vias aéreas por corpo estranho – Ovace)

capítulo 12 — intoxicações — 95
- 97 intoxicação por medicamentos e outros produtos químicos – aspectos gerais
- 100 intoxicação por alimentos – aspectos gerais
- 101 intoxicação por plantas tóxicas – aspectos gerais

capítulo 13 — mordeduras e picadas de animais — 103
- 104 mordeduras de gatos e cachorros – aspectos gerais e primeiros socorros
- 105 animais peçonhentos – aspectos gerais e primeiros socorros
- 115 regras básicas de primeiros socorros às vítimas de acidentes com animais peçonhentos

capítulo 14 — transporte de pessoas acidentadas — 117
- 118 transporte em maca
- 120 transporte sem maca

capítulo 15 — acidentes de trânsito — 127
- 128 promovendo sua própria segurança e a segurança no local
- 130 acionamento dos serviços de urgência
- 131 primeiros socorros
- 133 prevenção de acidentes de trânsito

capítulo 16 — ressuscitação cardiopulmonar (RCP) para profissionais da saúde — 135
- 136 importância e conceituação básica
- 137 RCP por profissionais
- 146 parada respiratória – vítima irresponsiva, com respiração normal e pulso presente
- 148 considerações especiais

guia passo a passo — 157

bibliografia — 172

10 emergências

10 conceito e importância dos primeiros socorros

papel do socorrista

13 ajuda e acionamento do serviço de emergência

15 caixa de primeiros socorros

Socorrista é a pessoa que presta os primeiros socorros em casos de acidentes ou de mal súbito. Chamam-se primeiros socorros aqueles auxílios imediatos e provisórios prestados enquanto se aguarda atendimento médico.

capítulo 1

emergências

As situações de emergência ocorrem com certa frequência e exigem uma atuação rápida. No entanto, as reações que elas provocam nas pessoas são as mais diversas. Algumas não se manifestam porque não sabem mesmo o que fazer, enquanto outras, sabendo ou não o que fazer, permanecem estáticas, paralisadas pelo pânico ou pelo medo, incapazes de tomar qualquer atitude. Outras, ainda, reagem corajosamente e enfrentam a situação, mesmo desconhecendo a melhor forma de fazê-lo e, muitas vezes, provocam novas lesões no acidentado.

Atitudes de coragem ou de medo são reações humanas bastante compreensíveis. Entretanto, é importante saber controlá-las para poder agir adequadamente nas situações de emergência. Mas, como conseguir isso? A resposta é simples: confiando no que se sabe e reconhecendo as próprias limitações. O socorrista deve ter iniciativa e certa liderança ao prestar atendimento.

Existem várias maneiras de ajudar e até o simples ato de pedir assistência especializada (médico e ambulância) é de suma importância para o atendimento adequado. Ao pedir ajuda, o socorrista deve procurar passar o maior número possível de informações, como endereço, ponto de referência, tipo de acidente e número de vítimas.

conceito e importância dos primeiros socorros

Primeiros socorros são o conjunto de avaliações e procedimentos voltados ao atendimento imediato de um agravo à saúde ocorrido fora do ambiente hospitalar. São medidas simples, que não exigem muito preparo ou material e que podem ser realizadas por qualquer cidadão treinado, até que o socorro especializado esteja disponível. Com essas medidas, espera-se aumentar a chance de sobrevivência de uma pessoa, dando a ela a oportunidade de chegar viva a um hospital e se beneficiar do cuidado especializado.

Os princípios fundamentais dos primeiros socorros são:
- atender no local da ocorrência;
- avaliar e detectar situações de risco para a vida da vítima;
- atendimento às prioridades com o objetivo de manter a vítima com vida e/ou impedir o agravamento da situação;
- acionar o serviço de emergência e/ou transportar a vítima com segurança até uma unidade hospitalar próxima.

procedimentos gerais

Um atendimento adequado depende, antes de tudo, de uma rápida avaliação da situação, que indicará as prioridades ao socorrista. A seguir, as técnicas para se fazer uma boa avaliação.

observação

Antes de se aproximar, o socorrista deve fazer uma observação detalhada da cena: certificar-se de que o local onde se encontra a vítima está seguro, analisando a existência de riscos, como desabamentos, atropelamentos, colisões, afogamento, eletrocução, agressões, etc. Somente depois de conferir a segurança da cena é que o socorrista deve se aproximar da vítima para prestar assistência. Não adianta tentar ajudar e tornar-se mais uma vítima. Ao observar a vítima, esteja atento para os seguintes sinais:
- alteração ou ausência da respiração
- hemorragias externas
- deformidades de partes do corpo
- coloração diferente da pele
- presença de suor intenso
- inquietação
- expressão de dor

palpação

Antes de examinar a vítima, o socorrista deve se proteger para evitar riscos de contaminação por meio de contato com sangue, secreções ou produtos tóxicos. São dispositivos de proteção: luvas, óculos e máscaras. Na ausência desses dispositivos, vale o improviso com sacos plásticos, panos ou outros utensílios que estejam disponíveis.

Pela palpação, o socorrista pode observar:
- fraturas
- umidade da pele
- alteração da temperatura (alta ou baixa)

diálogo

Sempre que possível, o socorrista deve interagir com a vítima, procurando acalmá-la e, ao mesmo tempo, avaliar suas condições enquanto conversa com ela. A tentativa de diálogo com a vítima permite ao socorrista perceber:
- seu nível de consciência
- queixa principal
- localização e características da dor
- sua incapacidade de mover o corpo ou partes dele
- sua perda de sensibilidade em alguma parte do corpo

Após analisar a situação rapidamente, a ação do socorrista deve ser dirigida para:
- solicitar ajuda e, se possível, acionar o serviço de emergência da sua cidade
- avaliar as vias aéreas
- avaliar a respiração
- prevenir o estado de choque
- aplicar tratamento adequado para as lesões menos graves
- se necessário, preparar a vítima para transporte até a unidade de saúde com segurança

É importante lembrar que a tarefa do socorrista restringe-se sempre a prestar os primeiros socorros. Ele não deve fazer mais do que o rigorosamente essencial enquanto aguarda o serviço de emergência.

As situações de emergência podem variar desde um pequeno corte na pele até uma parada cardiorrespiratória e, nesse caso, a vítima corre risco de morte. O objetivo do primeiro atendimento deve ser o de mantê-la viva e protegê-la de novos e maiores riscos até a chegada do serviço de emergência ou até a unidade de saúde.

não ofereça medicamentos ou líquidos sem prescrição médica a vítimas de qualquer tipo de acidente

A atitude do socorrista pode significar a vida ou a morte da pessoa socorrida. Uma providência importante a ser tomada é a de evitar o pânico, afastando os curiosos e facilitando o trabalho de atendimento de emergência.

Sempre que se encontrar em uma situação em que pessoas precisem de assistência médica, o socorrista deve acionar imediatamente o socorro especializado e depois, então, iniciar o atendimento à vítima.

ajuda e acionamento do serviço de emergência

Peça ajuda em qualquer circunstância, solicite sempre a presença de outra pessoa, seja para acionar o serviço de emergência, seja para abrir uma janela, afrouxar roupas ou realizar outro procedimento qualquer. Se necessário, afaste-se brevemente da cena e vá buscar ajuda, retornando em seguida.

O acionamento "rápido e adequado" do serviço de emergência é crucial para a sobrevivência da vítima, principalmente nos quadros mais graves. Trata-se da ação mais importante que um socorrista pode realizar.

Atualmente, o Brasil conta com o Serviço de Atendimento Móvel de Urgência (Samu), que atende vítimas de todos os tipos de agravos, incluindo os clínicos, os traumáticos, os cirúrgicos e os psiquiátricos. O acionamento do Samu é realizado pelo número de telefone 192 e a ligação é gratuita.

Outro importante serviço de atenção a urgências presente em nosso país é oferecido pelo Corpo de Bombeiros de cada estado. Prioritariamente, os bombeiros atendem vítimas de traumas e/ou que necessitem de ações de salvamento (aquático, em altura, em incêndio, etc.). O acionamento do Corpo de Bombeiros é realizado pelo número de telefone 193, também padronizado e gratuito.

Verifique se sua cidade conta com recursos do Samu ou do Corpo de Bombeiros. Quando necessário, peça ajuda utilizando celular, telefone fixo ou, então, oriente alguém para que o faça.

Ao ligar para o serviço de emergência, mantenha a calma e esteja pronto para responder perguntas como:
- endereço exato do local onde está a vítima
- o que ocorreu e o que já foi feito
- seu nome e telefone para contato

Esteja preparado para seguir as orientações.

Se sua cidade não conta com serviços do Samu ou do Corpo de Bombeiros, busque saber a alternativa que a prefeitura local tem para esses casos.

com a chegada da equipe de emergência, a liderança das ações passa para os profissionais presentes

A partir desse momento, o socorrista deve colocar-se à disposição daqueles que estão capacitados para o atendimento de urgência, dando-lhes todas as informações de que dispõe.

caixa de primeiros socorros

É altamente recomendável ter em casa, no trabalho e no carro uma caixa de primeiros socorros. Eis alguns itens necessários:
- compressas de gaze (de preferência esterilizadas)
- rolos de atadura de crepe ou de gaze (em tamanhos diferentes)
- esparadrapo
- tesoura de ponta arredondada
- pinça
- frasco de soro fisiológico ou água bidestilada
- luvas de látex
- lanterna

capítulo 2

18 parada cardiorrespiratória

parada cardiorrespiratória (PCR) e ressuscitação cardiopulmonar (RCP) para leigos

27 considerações especiais

A parada cardiorrespiratória pode levar à morte em poucos minutos. O atendimento adequado e rápido pode mudar esse resultado.

parada cardiorrespiratória

A **parada cardiorrespiratória (PCR)** constitui a cessação súbita das funções cardíaca e respiratória. Em primeiros socorros, a parada cardiorrespiratória se caracteriza pela irresponsividade associada a ausência de respiração ou a respiração agônica.

As causas da PCR são diversas, porém, nos adultos, a causa mais comum é a doença cardiovascular que, frequentemente, provoca alterações do ritmo do coração (arritmias). Algumas dessas arritmias são reversíveis por meio de manobras de ressuscitação em primeiros socorros. Em crianças, as causas mais comuns da PCR têm origem respiratória, como infecções e obstrução das vias aéreas.

Em cerca de 70% dos casos, a PCR ocorre fora do ambiente hospitalar, e seu rápido reconhecimento, o acionamento imediato do serviço de emergência e a realização de procedimentos de primeiros socorros podem aumentar as chances de sobrevivência. O conjunto desses procedimentos é denominado **ressuscitação cardiopulmonar (RCP)**.

ressuscitação cardiopulmonar (RCP)

A RCP, quando bem realizada, pode impedir o surgimento de lesões cerebrais decorrentes da falta de oxigenação no cérebro e, consequentemente, pode evitar a morte, que, do contrário, ocorreria em poucos minutos.

A sequência ideal de ações que compõem o atendimento à vítima de PCR é chamada cadeia de sobrevivência (ver figura a seguir) e foi idealizada pela American Heart Association (Associação Americana do Coração), instituição internacional que desenvolve diretrizes mundiais para atendimento às emergências cardiovasculares.

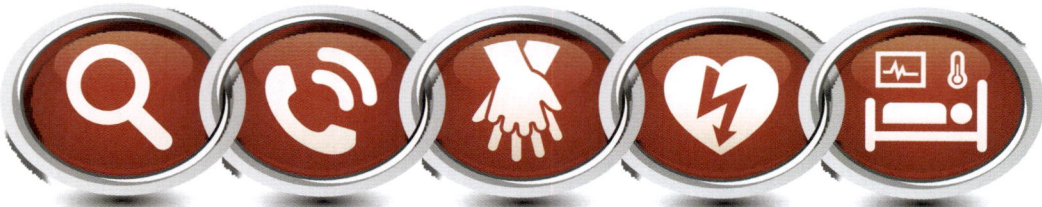

Cadeia de sobrevivência – American Heart Association (2015).

- Reconhecimento precoce da PCR e acionamento do serviço de emergência.
- RCP imediata de alta qualidade.
- Rápida desfibrilação.
- Atendimento básico e avançado de emergências.
- Suporte avançado de vida e cuidados pós-PCR.

Os três elos iniciais podem ser realizados por socorristas que executem manobras de primeiros socorros antes mesmo da chegada da equipe do serviço de emergência. Essas manobras são: o reconhecimento da PCR e o acionamento do serviço de emergência, a realização da RCP e a rápida desfibrilação (se houver disponibilidade do desfibrilador externo automático – DEA).

1º passo

reconhecimento imediato da PCR em adultos e acionamento do serviço de emergência

O reconhecimento da PCR se dá pela avaliação da responsividade e da presença/qualidade da respiração. Em PCR, considera-se a vítima irresponsiva cuja respiração é ausente ou agônica. Nessa situação, deve-se iniciar RCP imediatamente.

Como realizar a avaliação simultânea da responsividade e da respiração? (ver figura a seguir)

avaliação da responsividade e da respiração

- Aproxime-se da vítima, na altura do tronco dela.
- Toque os ombros e chame em voz alta por pelo menos três vezes. Se possível, chame pelo nome.
- Pergunte: "Você está bem?". Na ausência de resposta, consideramos a vítima irresponsiva.
- Solicite ajuda imediatamente, peça um DEA e acione o serviço de emergência.
- Observe rapidamente se é possível ouvir a respiração ou se há movimentos respiratórios no tórax.
- Na vítima irresponsiva com respiração muito difícil (agônica) ou ausente, considera-se PCR.

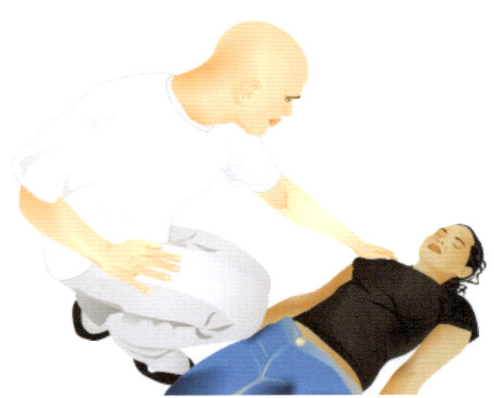

Avaliação da responsividade e da respiração.

diante da vítima que não responde ao chamado, peça ajuda às pessoas próximas

O acionamento do serviço de emergência pode ser realizado por meio do celular ou de telefone fixo. Qualquer pessoa pode ser orientada a fazer isso, desde que mantenha a calma para transmitir as informações e também para receber as instruções de primeiros socorros, se necessário.

2º passo

RCP precoce com ênfase nas compressões

Após reconhecer a PCR e acionar o serviço de emergência, **o socorrista leigo deve realizar imediatamente compressões torácicas de alta qualidade**.

Compressões torácicas externas devem ser prioridade máxima na RCP realizada por leigos. Se realizadas no **local correto**, na **frequência correta** e na **profundidade correta**, fornecem fluxo sanguíneo mínimo e vital ao coração e ao cérebro. A técnica de realização de compressões torácicas de alta qualidade é descrita na figura a seguir.

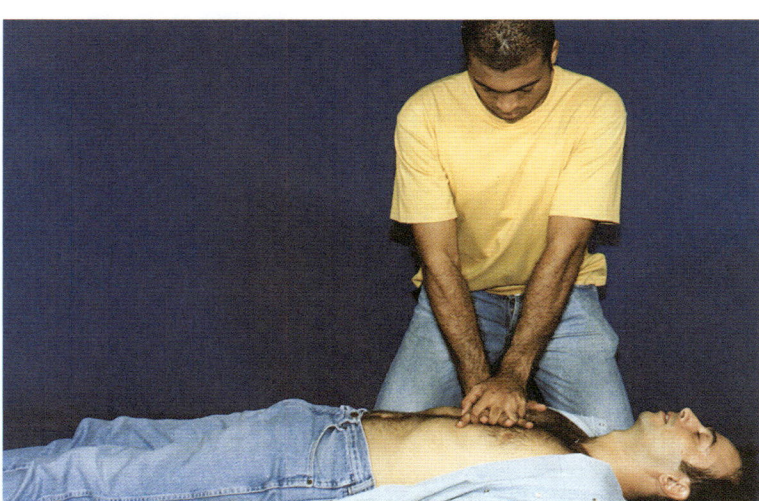

Massagem cardíaca em adulto.

compressões torácicas de alta qualidade

- Posicione a vítima em uma superfície plana e rígida, de preferência no chão.
- Ajoelhe-se à altura do tronco da vítima.
- Posicione as mãos uma sobre a outra com os dedos entrelaçados, no centro do tórax, entre os mamilos da vítima.
- Mantenha os cotovelos estendidos e os ombros na direção das mãos.
- Execute compressões fortes, rápidas e contínuas em uma velocidade de 100 a 120 compressões por minuto.

Atenção!

▸ Em adultos, as compressões devem rebaixar o tórax em pelo menos 5 cm.

▸ Evite compressões de mais de 6 cm de profundidade.
▸ Evite apoiar-se no tórax entre as compressões para permitir o retorno total da parede torácica.
▸ Evite ao máximo as interrupções da RCP para não reduzir o número de compressões por minuto.

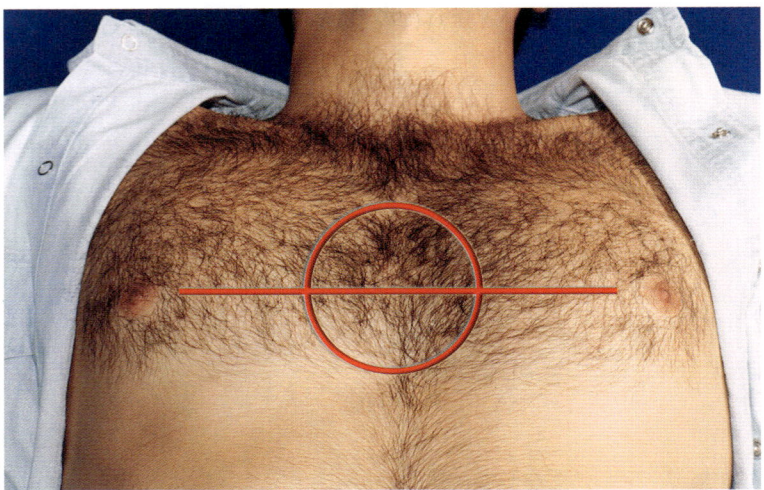

O círculo indica o ponto do corpo onde deve ser feita a massagem cardíaca.

O socorrista leigo deve manter a RCP somente com compressões torácicas até a chegada de um DEA e/ou até a chegada de outro socorrista com treinamento ou equipes de emergência capazes de prosseguir com as manobras. Se o paciente apresentar sinais de retorno da circulação (respiração, tosse ou movimento), a RCP deve ser interrompida.

Para garantir uma RCP de qualidade, **deve-se alternar a pessoa responsável pelas compressões a cada dois minutos**, minimizando ao máximo o tempo de interrupção.

Observe outras características da RCP de qualidade:
▸ compressões rápidas do tórax (100 a 120 compressões/minuto);
▸ compressões fortes do tórax (rebaixando o tórax em 5 cm);
▸ permissão do retorno total do tórax a cada compressão;
▸ minimização das interrupções entre as compressões;
▸ alternância do socorrista responsável pelas compressões a cada dois minutos.

Nos casos de asfixia, como em afogamentos, a prioridade será aplicar compressões torácicas com ventilação por cerca de dois minutos, antes de acionar o serviço de emergência/urgência.

3º passo

rápida desfibrilação

Embora a RCP bem realizada garanta o fluxo sanguíneo mínimo e vital ao coração e ao cérebro, ela não corrige a causa mais frequente de PCR, a arritmia chamada fibrilação ventricular (FV), que está presente em mais de 60% desses casos.

A única forma de reverter essa arritmia é ofertar corrente elétrica externa o mais rápido possível, ou seja, ofertar um choque elétrico que tecnicamente é chamado "desfibrilação". A desfibrilação é o terceiro elo da cadeia de sobrevivência (ver figura a seguir) e até mesmo um leigo para realizá-la com o auxílio de um equipamento chamado de desfibrilador externo automático, conhecido como DEA (ver figura a seguir).

a cada minuto de atraso na realização da desfibrilação, a chance de sobrevivência de uma pessoa diminui 10%, por isso é aconselhável utilizar o DEA assim que ele estiver disponível

O DEA é um equipamento eletrônico simples e portátil que analisa automaticamente o ritmo cardíaco a cada dois minutos e utiliza comandos de voz e luzes para guiar o socorrista leigo durante a sequência de RCP. Após a análise, se indicado, o dispositivo fornece corrente elétrica de forma automática e sem a necessidade do comando do socorrista.

Apesar dos vários modelos diferentes de equipamento, a técnica básica de utilização do DEA é comum a todos e é descrita na figura a seguir.

desfibrilador externo automático (DEA)

técnica básica de utilização

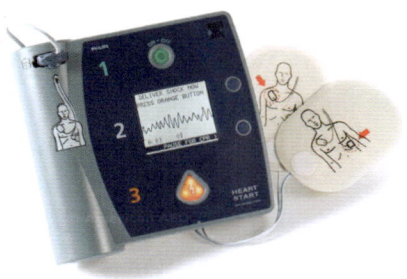

- Mantenha as compressões torácicas até que o DEA esteja ligado e em condições de uso.
- Ligue o equipamento.
- Conecte o cabo dos eletrodos autoadesivos no equipamento.
- Instale os eletrodos no tórax desnudo do paciente.
- Siga as orientações do comando de voz do equipamento que fará automaticamente a avaliação do ritmo cardíaco, informando a necessidade ou não de desfibrilação.
- Se a aplicação do choque for indicada, interrompa as compressões e afaste-se do paciente (não toque no paciente).
- Após a aplicação do choque, **retome imediatamente as compressões**.
- O DEA fará automaticamente a avaliação do ritmo cardíaco a cada dois minutos, informando a necessidade ou não de desfibrilação.
- Aproveite o momento de análise para trocar o socorrista que efetua a compressão, minimizando as interrupções. Siga as orientações do comando de voz do equipamento.

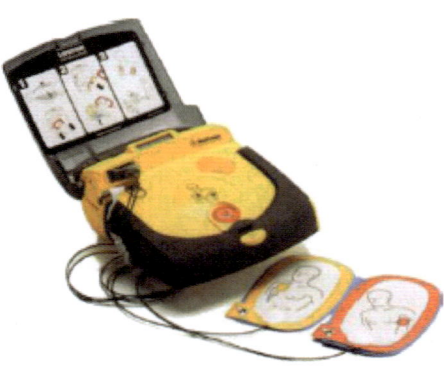

Desfibrilador externo automático (DEA).

o socorrista deve manter a RCP somente com compressões torácicas e avaliações do DEA até obter o sucesso na ressuscitação ou até a chegada do serviço de emergência.

Consideramos "sucesso na ressuscitação" quando o paciente apresenta sinais de retorno da respiração, presença de tosse ou movimentos. Nesse caso, a RCP deve ser interrompida para a realização das seguintes ações:
- manter vigilância, realizando a avaliação inicial repetidamente
- manter aquecimento
- se não houver suspeita de trauma, colocar a vítima em posição de recuperação
- aguardar o serviço de emergência ou providenciar o encaminhamento da vítima a uma unidade hospitalar

se houve sucesso na RCP e o socorro especializado já havia sido chamado, telefone novamente para o serviço solicitado informando sobre as ações realizadas e a mudança do quadro

A interrupção da RCP pode ser considerada se houver exaustão do responsável pela realização de RCP na ausência de alguém que o substitua e se as condições ambientais ou de segurança estiverem comprometidas.

passo a passo: RCP (adultos) por socorristas leigos

Se a cena for segura, avalie rapidamente a responsividade e a presença de respiração.

↓

Vítima irresponsiva (após estímulo verbal e toque nos ombros)

↓

Peça ajuda e acione o serviço de emergência (192, 193 ou outro). Solicite um DEA.

↓

Não respira ou respira com dificuldade (respiração agônica)?

Neste ponto, o ideal é que o DEA e o serviço de emergência ou apoio estejam a caminho.

↓

- Inicie ressuscitação cardiopulmonar (RCP) somente com compressões.
- Comprima o tórax rapidamente (100 a 120 compressões/minuto).
- Comprima o tórax fortemente (rebaixando o tórax em 5 cm).
- Permita o retorno total do tórax a cada compressão.
- Minimize interrupções entre as compressões.
- Alterne o responsável pela compressão a cada dois minutos.

↓

Instale o DEA assim que disponível e siga as instruções.

↓

Se aplicação de choque for indicada

Siga as instruções do equipamento.
- Reinicie imediatamente as compressões após o choque.
- Permita a reavaliação do ritmo cardíaco a cada dois minutos e alterne o responsável pela compressão.
- Mantenha compressões e DEA até a chegada do serviço de emergência ou a vítima apresentar sinais de retorno a circulação.

Se aplicação de choque não for indicada

Siga as instruções do equipamento.
- Reinicie imediatamente as compressões.
- Permita a reavaliação do ritmo cardíaco a cada dois minutos e alterne o responsável pela compressão.
- Mantenha compressões e DEA até a chegada do serviço de emergência ou a vítima apresentar sinais de retorno a circulação.

considerações especiais

sobre a
diferença entre a RCP realizada por profissionais de saúde e por leigos

Na RCP realizada por leigos, devem sem realizadas somente compressões torácicas. Se a RCP é fornecida por profissionais de saúde ou pessoas que receberam treinamento avançado, deve-se associar compressões e ventilações.

sobre a
disponibilidade do DEA na comunidade

Atualmente, o DEA pode ser encontrado em clubes, academias, condomínios, shoppings, empresas e indústrias, fazendo parte ainda do rol de equipamentos de aeronaves e equipes de policiamento, bombeiros, etc. Sendo assim, considerando a disponibilidade cada vez maior do equipamento e a necessidade da desfibrilação rápida, solicitar precocemente um DEA é um ato importante que pode agilizar os primeiros socorros e aumentar as chances de sobrevivência da vítima.

sobre a
RCP para crianças (1 ano à puberdade) e bebês (abaixo de 1 ano)

A RCP em crianças tem os mesmos princípios e passos previstos para o adulto, mas difere quanto à técnica de compressão, de acordo com a idade da criança. A técnica de compressão torácica em bebês e crianças é demonstrada nas figuras a seguir.

técnica de compressão torácica em bebês

- Posicione apenas dois dedos no centro do tórax 1 cm abaixo da linha dos mamilos.
- A profundidade da compressão deve ser de **4 cm**.

Todas as demais observações realizadas para o adulto devem ser seguidas nessa faixa etária (frequência, minimização das interrupções e retorno do tórax).

Técnica de compressão em bebês (até 1 ano).

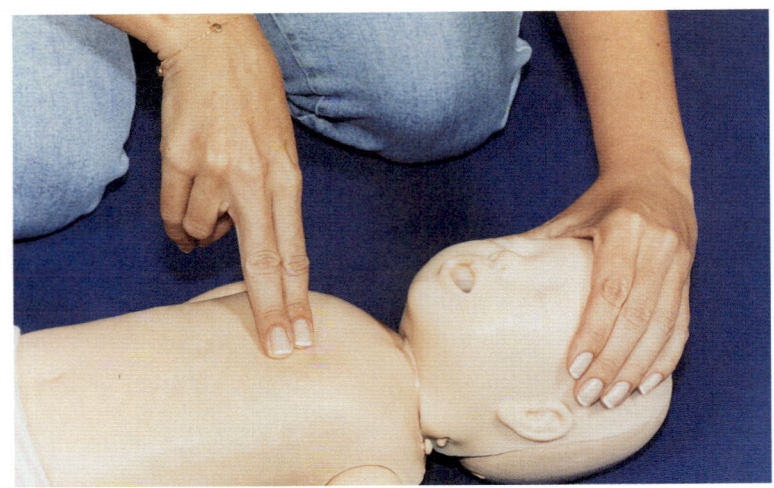

técnica de compressão torácica em crianças

- Posicione as **duas mãos ou apenas uma delas** (opcional para crianças muito pequenas) no centro do tórax, entre os mamilos da vítima.
- A profundidade deve ser de **5 cm** (como no adulto).

Todas as demais observações realizadas para o adulto devem ser seguidas nessa faixa etária (frequência, profundidade, minimização das interrupções e retorno do tórax).

Técnica de compressão em crianças (1 ano à puberdade).

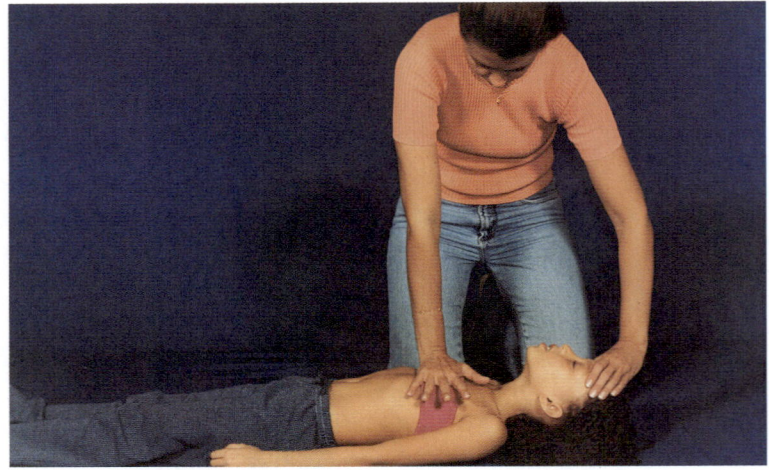

Veja a seguir um resumo comparativo das diretrizes e da técnica de RCP nas diferentes faixas etárias quando aplicada por socorristas leigos.

resumo da rcp quando aplicada por socorrista leigo

	ADULTO	CRIANÇA (1 ANO À PUBERDADE)	BEBÊ (MENOR DE 1 ANO)
RECONHECIMENTO	Avalie a responsividade e a presença de respiração normal. Considere a RCP na vítima irresponsiva e com ausência de respiração ou com respiração agônica.		
ACIONAMENTO DO SERVIÇO DE EMERGÊNCIA	Solicite ajuda e peça um DEA. Acione serviço de emergência de preferência pelo celular. Se necessário, deixe a vítima para buscar socorro e retorne para iniciar a RCP.		
RCP "SÓ COMPRESSÕES"	Só compressões com as mãos.		
LOCALIZAÇÃO DAS COMPRESSÕES	As duas mãos no centro do tórax.	Uma mão (crianças pequenas) ou duas mãos no centro do tórax.	Dois dedos no centro do tórax, 1 cm abaixo da linha mamilar.
FREQUÊNCIA DAS COMPRESSÕES	100 a 120/minuto. Alternar responsável pela compressão a cada dois minutos.		
PROFUNDIDADE DAS COMPRESSÕES	No mínimo 5 cm (não ultrapassar 6 cm).	No mínimo 5 cm (não ultrapassar 6 cm).	4 cm
RETORNO DO TÓRAX	Deve-se aguardar o retorno completo da circulação após cada compressão.		
DESFIBRILAÇÃO	▶ Precoce (utilize o DEA assim que estiver em condição de uso). ▶ Siga as orientações do comando de voz. ▶ Interrompa as compressões a cada dois minutos para avaliação do ritmo e troca do socorrista. ▶ Reinicie imediatamente as compressões após a avaliação do ritmo. ▶ Retome imediatamente as compressões após o choque.		
INTERRUPÇÃO DA RCP	▶ Minimizar interrupções. ▶ Manter compressões e DEA até a chegada do serviço de emergência ou a vítima apresentar sinais de retorno à circulação (respiração, movimentos ou tosse). ▶ A interrupção fora dessas condições deve ser considerada apenas em caso de exaustão do socorrista ou diante de situação insegura.		

Adaptado de: American Heart Association, CPR (2015).

A cena de uma PCR é bastante tumultuada e pode exigir muitos socorristas. A sugestão é treinar muito e sempre. Mobilize as pessoas que podem estar envolvidas nesse tipo de atendimento e trabalhe a integração entre todos, usando uma abordagem sequencial e coreografada onde cada um reconhecerá seu papel nas várias etapas.

capítulo 3

32 avaliação e atendimento

estado de choque

O estado de choque se caracteriza pela falta de circulação e oxigenação dos tecidos do corpo, provocada pela diminuição do volume de sangue ou pela deficiência do sistema cardiovascular. O estado de choque põe em risco a vida do indivíduo.

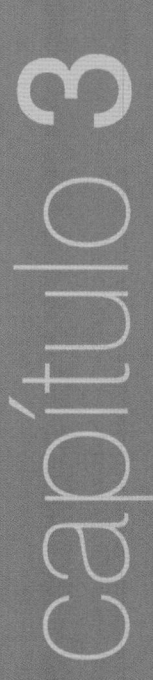

O sangue é responsável pelo transporte de oxigênio para as diversas partes do organismo, inclusive para o cérebro e o coração. O oxigênio é essencial para cada parte do corpo e, se houver diminuição na quantidade de sangue transportado, haverá também diminuição no fornecimento de oxigênio e, consequentemente, risco de morte.

avaliação e atendimento

As principais causas do estado de choque são: hemorragias e queimaduras graves, choque elétrico, ataque cardíaco, dor intensa de qualquer origem, infecção grave e envenenamento por produtos químicos.

O estado de choque manifesta-se de diferentes formas. A vítima pode apresentar diversos sinais e sintomas ou apenas alguns deles, dependendo da intensidade em cada caso. O quadro clínico, portanto, é praticamente o mesmo, independentemente da causa que desencadeou o estado de choque.

sinais e sintomas de estado de choque:

- pulso rápido e fraco, por vezes difícil de palpar
- pele fria e úmida
- suor abundante
- palidez intensa
- lábios e extremidades descorados
- sede
- extremidades frias
- ansiedade e agitação
- náuseas e vômitos
- tremores e calafrios
- respiração curta, rápida e irregular
- tontura
- queda da pressão arterial

Em certos casos, ao prestar os primeiros socorros, pode-se eliminar a causa do estado de choque.

Na suspeita de choque em vítima consciente e respirando:

- deite a vítima em decúbito dorsal (de barriga para cima)
- se não houver suspeita de trauma na coluna vertebral ou nas pernas, pode-se elevar as pernas de 30° a 60° até a chegada do serviço de emergência. Não eleve as pernas se houver queixa de dor ou suspeita de trauma no tórax
- acione o serviço de emergência ou providencie transporte até a unidade de saúde com urgência
- não ofereça líquidos ou alimentação
- afrouxe roupas apertadas (no pescoço, no peito e na cintura)
- mantenha o aquecimento com cobertores, toalhas, roupas e até jornais
- esteja preparado para realizar RCP, se indicado

na suspeita de choque em vítima inconsciente e respirando, além dos cuidados acima, retire prótese dentária e qualquer alimento ou objeto que possa obstruir a passagem de ar e dificultar a respiração

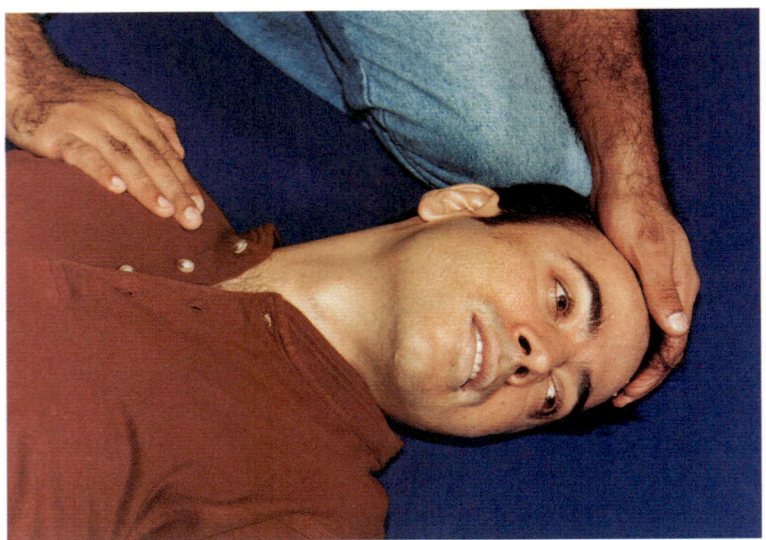

A cabeça virada para o lado evita que, em caso de vômito, a vítima aspire para os pulmões a secreção do estômago.

Em algumas situações, pode ser melhor apenas colocar a vítima de lado (decúbito lateral), o que também se denomina posição de recuperação. Essa posição é mais indicada na presença de:

- dificuldade respiratória
- lesão no tórax ou na cabeça
- fratura nas pernas
- objeto encravado no olho
- dor no peito

hemorragias

36 hemorragia externa

39 hemorragia nasal

39 situações especiais – lesões fechadas e hemorragias internas

Hemorragia é a perda de sangue que acontece quando há rompimento de veias ou artérias, provocado por cortes, amputações, esmagamentos, fraturas, úlceras, tumores, etc. Uma hemorragia forte pode pôr a vida em perigo.

capítulo 4

O sangue de uma hemorragia pode sair como fluxo contínuo e não muito intenso (sangramento venoso) ou pode esguichar em ondas que correspondem aos batimentos cardíacos. A segunda situação é característica de um ferimento arterial e precisa de maior atenção.

As hemorragias podem ser externas ou internas. As externas são aquelas em que ocorre o derramamento de sangue para fora do corpo; é o caso dos cortes ou esmagamentos. Nas hemorragias internas, o sangramento pode ocorrer a partir de lesões de órgãos ou vasos sanguíneos do tórax, do abdome, do cérebro ou de áreas de fratura, por exemplo, sem que seja possível visualizar o ferimento. Essas causas de hemorragia interna são de difícil controle fora do hospital e a abordagem deve ser a rápida condução até ele. Algumas vezes, a hemorragia interna se exterioriza através dos orifícios naturais, como boca, nariz, ânus ou vagina, facilitando a identificação da presença de problemas internos.

a hemorragia abundante e não controlada pode causar a morte em minutos

hemorragia externa

As hemorragias que ocorrem por feridas localizadas na superfície do corpo devem ser estancadas. Não é recomendável mexer na ferida nem aplicar qualquer medicação.

O socorrista deve realizar a compressão direta da lesão, técnica que consiste em comprimir o ferimento com firmeza usando um pano limpo (lenço, gaze, compressa, pedaço de toalha, roupa, etc.). Depois, com uma tira de pano, uma gravata larga ou um cinto, amarrar a compressa para mantê-la no lugar. Não utilize papel absorvente, algodão hidrófilo ou fita-crepe, pois estes ficam encharcados facilmente e tendem a favorecer o sangramento. Não se deve executar pressão direta sobre ferimentos com objetos encravados ou sobre ossos fraturados, pois isso pode causar mais danos.

Compressão direta no local da hemorragia.

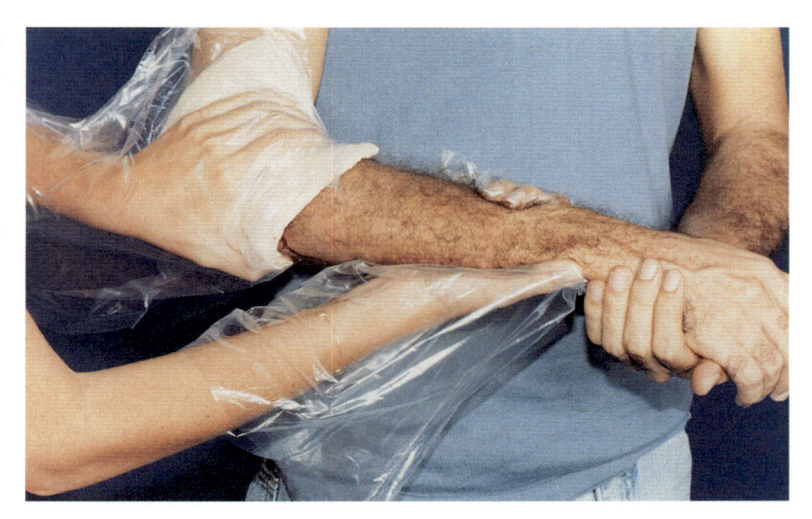

Não remova as compressas empapadas de sangue, pois isso dificulta o estancamento da hemorragia. Sobre elas, coloque tantas compressas secas quantas forem necessárias.

Em hemorragias abundantes nos braços ou nas pernas, nas quais a compressão direta da lesão não consegue controlar o sangramento, pode-se considerar o uso de torniquete. Trata-se de um recurso com poucos riscos e de alto potencial para conter a hemorragia. Para fazer um torniquete, é necessário um pano com, no mínimo, 10 cm de largura. Qualquer material mais estreito pode rasgar a pele ou causar outros danos à vítima.

como instalar um torniquete do tipo cabresto espanhol:

- Enrole o pano acima do local machucado. (1)
- Depois, dê um meio nó nas duas pontas do pano. (2)
- Sobre o meio nó, coloque um pedaço de pau, um lápis ou uma caneta. (3)
- Termine de dar o nó e gire o pedaço de pau até que a hemorragia estanque. (4, 5 e 6)

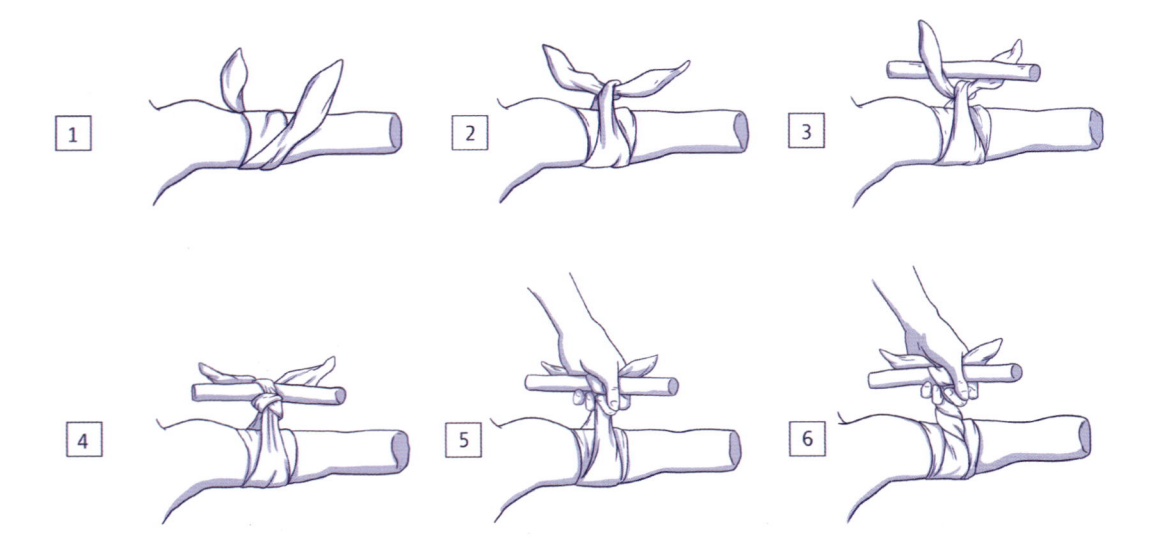

cuidados no uso do torniquete:

- Uma vez instalado o torniquete, ele não deve ser afrouxado. A retirada deve ser realizada na unidade de saúde por profissional médico.
- Anote, com caneta, batom, carvão ou um fósforo queimado, em qualquer parte visível do corpo da vítima, as letras **TQ** (torniquete) e a hora em que foi colocado. Comunique a equipe de socorro sobre a existência do torniquete e a hora em que foi colocado.
- Não use o torniquete próximo de articulações.
- Cubra a vítima, porém não cubra o torniquete; observe-o cuidadosamente, inclusive durante o transporte.

o torniquete só deve ser feito se a técnica de compressão direta do membro ferido não surtir efeito

hemorragia nasal

Esse tipo de hemorragia é causado pelo rompimento dos vasos sanguíneos do nariz.

As hemorragias nasais, em geral, não apresentam maior gravidade. Mas, de qualquer forma, exigem atendimento imediato para que não se tornem mais sérias.

Em primeiro lugar, o socorrista deve procurar acalmar a vítima. Em seguida, sentá-la e, mantendo o tronco e a cabeça dela eretos, comprimir a narina que sangra por até 10 minutos. Após esse período, aliviar a pressão e se houve a parada do sangramento. Se mesmo assim a hemorragia não ceder, será preciso procurar socorro médico.

nos casos de hemorragia nasal, o socorrista deve orientar a vítima a não assoar o nariz

situações especiais – lesões fechadas e hemorragias internas

A hemorragia interna pode ocorrer por causa de um trauma fechado ou de alguma doença que resulte em lesão de órgãos e/ou ruptura de vasos sanguíneos. Algumas vezes, o sangramento por essas causas não é perceptível, mas outras vezes pode se exteriorizar através dos orifícios naturais do corpo, como boca, nariz, orelhas, vagina, ânus e uretra, o que aumenta a chance de o socorrista suspeitar da hemorragia interna e auxiliar nos primeiros socorros.

O trauma fechado, também chamado contundente, geralmente ocorre em razão de violência interpessoal (socos e pancadas) ou acidentes de trânsito, quedas e explosões. Nesses casos, é comum a presença de hematomas (manchas arroxeadas) ou escoriações no abdome ou no tórax.

nos casos de suspeita de hemorragia interna abdominal, verifique se a vítima apresenta:

- náusea e dor abdominal
- sangramento pela boca (ou vômito com sangue), que pode ser de sangue vivo ou escuro, a depender de sua origem
- sangramento por via vaginal ou uretral
- queixa de fezes escuras e fétidas ou com sangue vivo

É preciso pensar em hemorragia interna no tórax se houver história de acidente de trânsito, queda ou violência que resulte em hematomas ou escoriações no peito ou fratura de costela ou de clavícula. Nesses casos, o socorrista deve atentar à presença de dificuldade respiratória e presença de tosse com sangue (hemoptise), que podem ser indicadores de sangramento interno no tórax.

Os primeiros socorros nos casos de sinais e sintomas de sangramento interno são muito parecidos com aqueles já descritos para as vítimas de choque, abordados no capítulo anterior.

na suspeita de choque em vítima consciente e que esteja respirando:

- deite a vítima em decúbito dorsal (de barriga para cima)
- se não houver suspeita de trauma na coluna vertebral ou nas pernas, eleve as pernas de 30° a 60°, até a chegada do serviço de emergência

não eleve as pernas se houver queixa de dor ou suspeita de trauma no tórax. Para esses casos, a melhor posição é o decúbito lateral — de lado, ou posição de recuperação

- acione o serviço de emergência ou providencie transporte, com urgência, até a unidade de saúde
- não ofereça líquidos ou alimentos
- afrouxe roupas apertadas (no pescoço, no peito e na cintura)
- mantenha o aquecimento
- esteja preparado para realizar RCP, se indicado

Na suspeita de choque em vítima inconsciente e que esteja respirando, além dos cuidados mencionados anteriormente, retire prótese dentária e qualquer alimento ou objeto que possa obstruir a passagem de ar e dificultar a respiração.

44 contusão
45 escoriação
46 amputação

ferimentos

47 ferimentos no tórax
48 ferimentos no abdome
49 ferimentos nos olhos
50 ferimentos com presença de objeto encravado

A ação de agentes físicos, químicos ou biológicos sobre o corpo pode causar um traumatismo com rompimento de pele – ferimento ou ferida. Mas isso não é tudo: uma contusão causada por pancada forte, mesmo sem dilacerar a pele, pode levar ao rompimento de vísceras, sangramento interno e estado de choque.

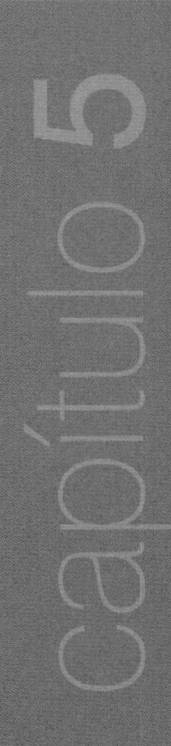

capítulo 5

contusão

É chamada de contusão a lesão sem rompimento da pele. Trata-se, na verdade, de uma forte compressão dos tecidos moles (pele, camada de gordura e músculos) contra os ossos.

Quando a batida é muito violenta, pode ocorrer rompimento de vasos sanguíneos na região, o que provoca um hematoma (acúmulo de sangue no local). O lugar da batida fica roxo, inchado e dolorido. Muitas vezes, a dor torna-se persistente e pode se agravar; nesses casos, então, é recomendável procurar atendimento médico.

primeiros cuidados em casos de contusão:

- Manter em repouso a parte contundida.
- Aplicar compressas frias ou saco de gelo até que a dor melhore e o inchaço se estabilize. Antes, porém, proteger a parte afetada com um pano limpo ou uma gaze, para evitar queimaduras na pele.

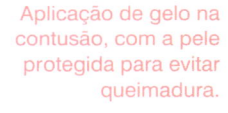

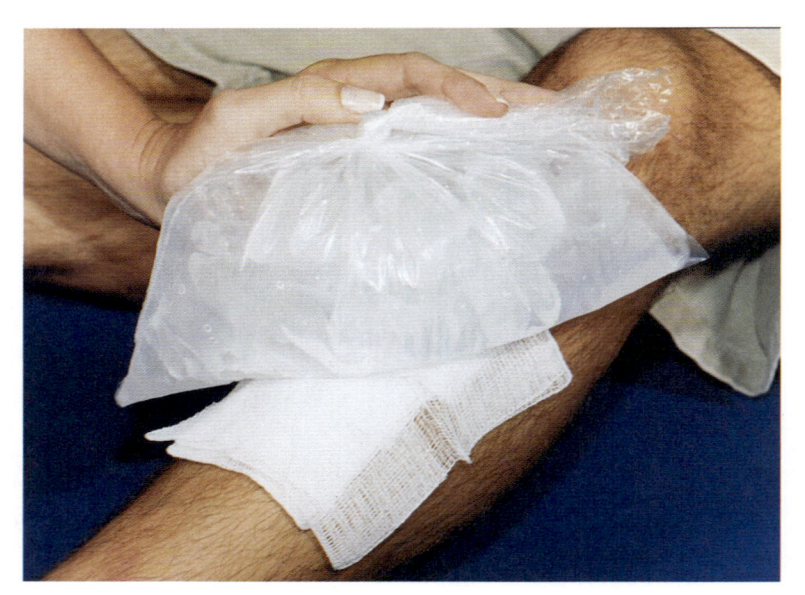

Aplicação de gelo na contusão, com a pele protegida para evitar queimadura.

escoriação

Se a ação do objeto atingir apenas as camadas superficiais da pele, ocorre a escoriação. Esse tipo de ferimento acontece geralmente em consequência de quedas, quando a pele de certas partes do corpo (joelhos, cotovelos, palmas das mãos, etc.), em contato com as asperezas do chão, sofre arranhões – a escoriação mais frequente.

Os ferimentos podem ser causados por instrumentos cortantes (facas e lâminas), por instrumentos perfurantes (pregos, garfos, arames, projéteis de arma de fogo), ou por queimaduras e mordidas de animais.

ao atender um caso de escoriação, o socorrista deve:

- Lavar as mãos com água e sabão e protegê-las para não se contaminar.
- Lavar a ferida com água e sabão para não infeccionar.
- Secar a região machucada com um pano limpo.
- Verificar se existe algum vaso com sangramento. Se houver, comprimir o local até cessar o sangramento.
- Proteger o ferimento com uma compressa de gaze ou um curativo pronto. Caso isso não seja possível, usar um lenço ou qualquer pedaço de pano limpo.
- Prender o pano ou o curativo com cuidado, sem apertar nem deixar que algum nó fique sobre o ferimento.
- Manter o curativo limpo e seco.

As feridas devem ser cobertas para estancar a hemorragia e para evitar novo traumatismo e contaminação.

Nos casos mais graves, depois de feito o curativo, a vítima deve ser encaminhada ao médico.

amputação

Em caso de amputação, a hemorragia deve ser estancada o mais rápido possível, aplicando-se até mesmo, caso necessário, a técnica do torniquete.

tenha os seguintes cuidados com a parte amputada:

- Se possível, enxágue-a brevemente para retirar sujidades.
- Envolva-a em gaze seca ou tecido seco e limpo.
- Coloque-a em saco plástico bem fechado e, em seguida, em um recipiente com gelo (não sendo possível usar gelo e estando a parte amputada bem coberta com plástico, pode-se usar água gelada como alternativa, mas não pode haver contato da parte com o líquido).
- Identifique o recipiente de gelo com nome, parte amputada, data e hora do acidente.
- O recipiente deve acompanhar a vítima até o hospital.

É sempre bom lembrar que a vítima deve ser vista como um todo, mesmo nos casos de ferimentos que pareçam sem importância. Uma pequena contusão pode indicar a presença de lesões internas graves, com rompimento de vísceras, hemorragia interna e estado de choque.

Cuidados com a parte amputada.

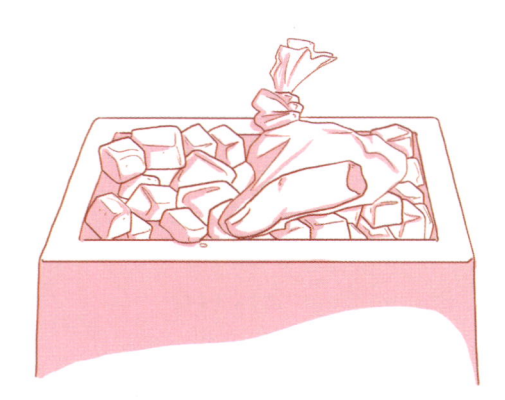

ferimentos no tórax

Os ferimentos no tórax podem ser muito graves, principalmente se os pulmões forem atingidos.

Quando o pulmão é atingido de forma a ter um orifício de tamanho considerável na parede do tórax, o socorrista pode ouvir o ar saindo ou ver o sangue que sai borbulhando por esse mesmo orifício.

Nesses casos, o socorrista deve providenciar o imediato acionamento do serviço de emergência. Se o socorro profissional não for possível ou estiver distante, deve-se realizar um curativo oclusivo com um pedaço de plástico limpo ou papel-alumínio fechado em três lados e mantendo-se um lado aberto, o que impedirá a entrada de ar na inspiração e permitirá a saída de ar na expiração. Caso não seja possível fazer o curativo ou o serviço de emergência não esteja disponível na sua região, cubra o ferimento com uma compressa ou pano limpo e transporte a vítima com rapidez para o hospital. Essas premissas se adaptam às novas diretrizes internacionais para a abordagem de primeiros socorros nesses casos.

Curativo de três pontas em ferimento no tórax.

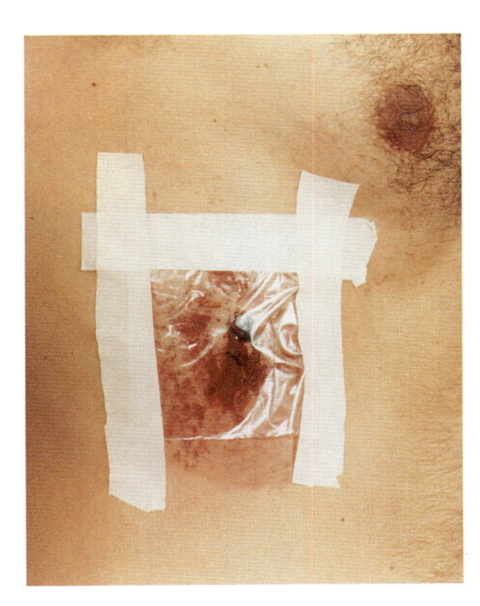

ferimentos no abdome

Os ferimentos profundos no abdome costumam ser graves, já que algum órgão pode ter sido atingido. Por essa razão, para os ferimentos com lesão aberta no abdome, se não houver exposição de vísceras, faça compressão moderada. Dependendo da perfuração da parede abdominal, partes de algum órgão (intestino, por exemplo) podem vir para o exterior. Nesses casos, não tente de forma alguma colocá-las no lugar.

as partes expostas devem ser cobertas com panos limpos, umedecidos com água e mantidos úmidos

Na indisponibilidade de panos limpos e úmidos, pode-se utilizar plástico limpo para a cobertura das lesões. Nunca cubra os órgãos expostos com materiais aderentes (papel toalha, papel higiênico, algodão), que deixam resíduos difíceis de remover.

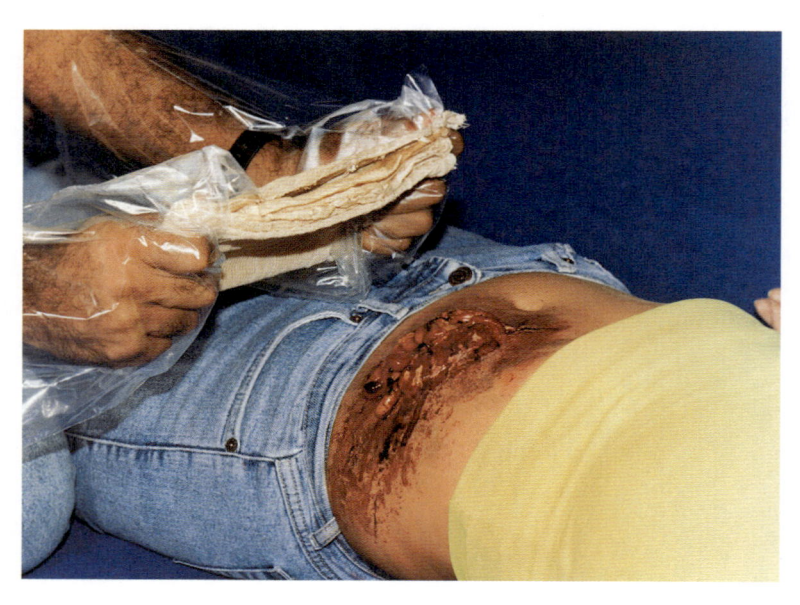

Proteção das partes expostas do ferimento.

ferimentos nos olhos

Os olhos são órgãos extremamente sensíveis e, quando feridos, somente um especialista dispõe de recursos para tratá-los. Portanto, cabe ao socorrista apenas adotar cuidados para não ferir ainda mais o olho que estiver sendo tratado.

nunca tente retirar um corpo estranho encravado no olho

- Se o objeto encravado for grande, estabilize-o com a ajuda de ataduras, gazes e/ou copos descartáveis sem removê-lo.
- Se houver ferimentos abertos ao redor dos olhos, não execute compressão sobre o globo ocular, apenas sobre a pele.
- No caso de impactos fechados (soco, impacto com bola, etc.), não utilize compressas de gelo sobre o globo ocular.
- Para evitar o agravamento da lesão, cubra os dois olhos com gazes ou tecido limpo, mantendo-os em repouso até a chegada ao atendimento médico (veja figura a seguir).

Curativo nos dois olhos, para evitar movimento do olho afetado.

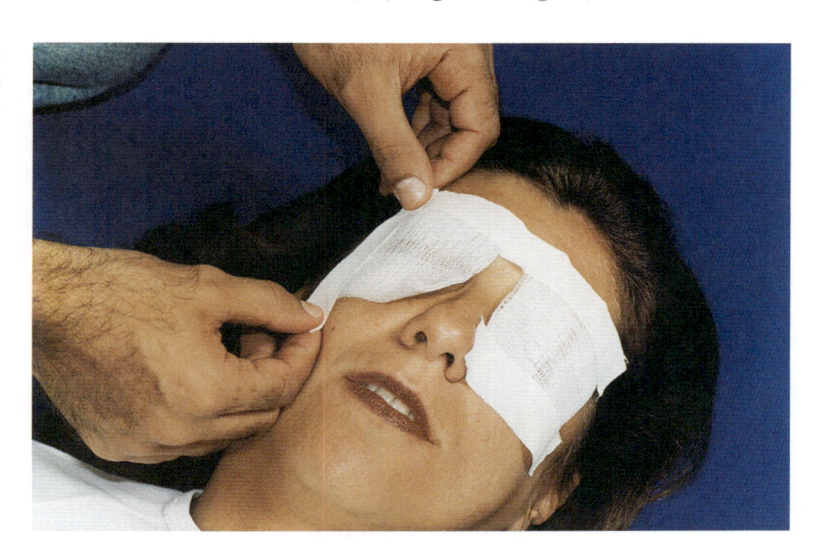

Cubra também o olho não acidentado para evitar, ao máximo, a movimentação do olho atingido. Essa manobra não deve ser feita quando a vítima precisa do olho sadio para se salvar.

ferimentos com presença de objeto encravado

Quando houver ferimento causado por faca, canivete, lasca de madeira, vidro, etc. e algum objeto ficar encravado, em princípio ele não deve ser retirado, pois isso pode provocar hemorragia grave ou lesão de nervos e músculos próximos à região afetada.

um objeto encravado só deve ser retirado se estiver:

- nas bochechas, atrapalhando as vias aéreas
- no tórax, impedindo o socorrista de realizar as compressões para atender a uma parada cardíaca
- impedindo o socorrista de controlar a hemorragia naquele local

em ferimentos com presença de objeto encravado, deve-se:

- Deixar o objeto no lugar.
- Fazer um curativo volumoso para estabilizar o objeto.
- Encaminhar imediatamente a vítima a um serviço de emergência.

Curativo para estabilizar o objeto encravado.

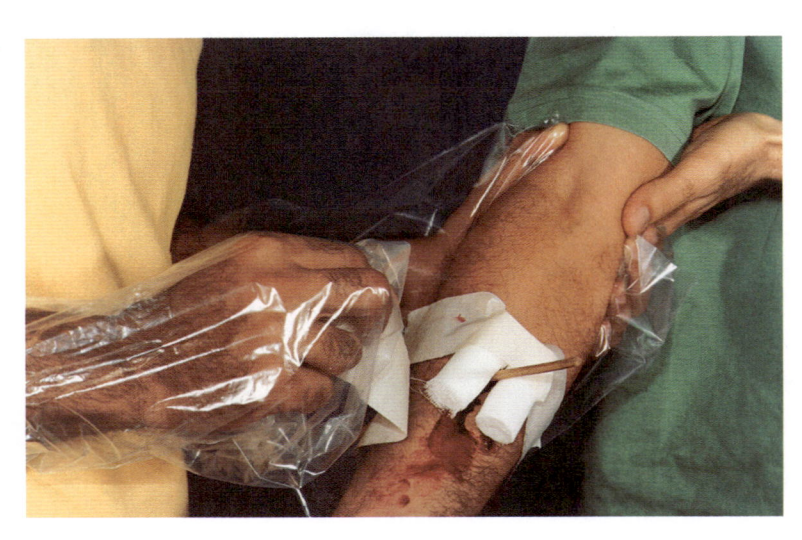

Quando o objeto encravado for muito longo, ele até poderá ser cortado. Lembre-se, no entanto, de não movimentá-lo.

Em caso de ferimento por arma de fogo, se houver hemorragia, o socorrista deve procurar estancá-la por meio de compressão, e encaminhar a vítima ao pronto-socorro.

nunca tente retirar uma bala, mesmo que ela esteja localizada superficialmente ou em local de fácil acesso

entorses, luxações e fraturas

54 entorses

56 luxações

56 fraturas

Quedas, pancadas e encontrões podem lesar nossos ossos e articulações (sistema osteoarticular) e provocar entorses, luxações ou fraturas.

capítulo 6

O socorrista deve suspeitar de lesão osteoarticular se houver história de trauma (impacto, quedas, acidente de trânsito, ou violência) associado a um ou mais destes sinais e sintomas:

- dor ou sensibilidade anormal (a vítima tende a segurar o local afetado, tentando proteger-se da dor, ou seja, tomando uma atitude antiálgica)
- inchaço no local da dor
- deformidade do local da dor (encurtamento, desalinhamento em relação a outro membro, etc.)
- presença de áreas arroxeadas (hematomas)
- impossibilidade ou dificuldade de movimentar-se
- presença de pontas de ossos atravessando a pele
- sensação de ossos quebrados sob a pele (crepitação)

entorses

A entorse é uma lesão que pode ocorrer em uma articulação quando esta é subitamente levada para além dos limites de sua movimentação, durante uma ação ou um impacto brusco. Esse tipo de lesão pode resultar até em ruptura dos ligamentos.

A vítima de entorse sente dor intensa na articulação afetada, que depois apresenta edema (inchaço); se houver rompimento de vasos sanguíneos, a pele da região poderá apresentar manchas arroxeadas.

o socorrista deve sempre buscar atenção médica

As entorses mais comuns são as de punho, de joelho e de pé.

no atendimento a qualquer entorse, o socorrista deve:

- Colocar gelo ou compressas frias no local por até 20 minutos, antes protegendo a parte afetada com um pano limpo ou uma gaze, para evitar queimaduras na pele.

▶ Imobilizar a articulação afetada utilizando ataduras e talas, com o objetivo de reduzir a movimentação. As técnicas de imobilização serão apresentadas adiante.

Aplicação de gelo no local da entorse, com a pele protegida por um pano.

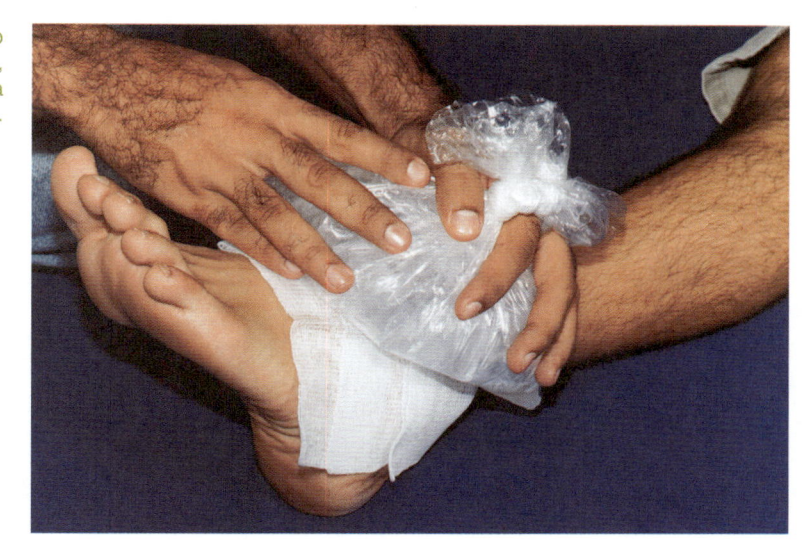

Imobilização do local da entorse com tiras de pano e talas feitas com revistas.

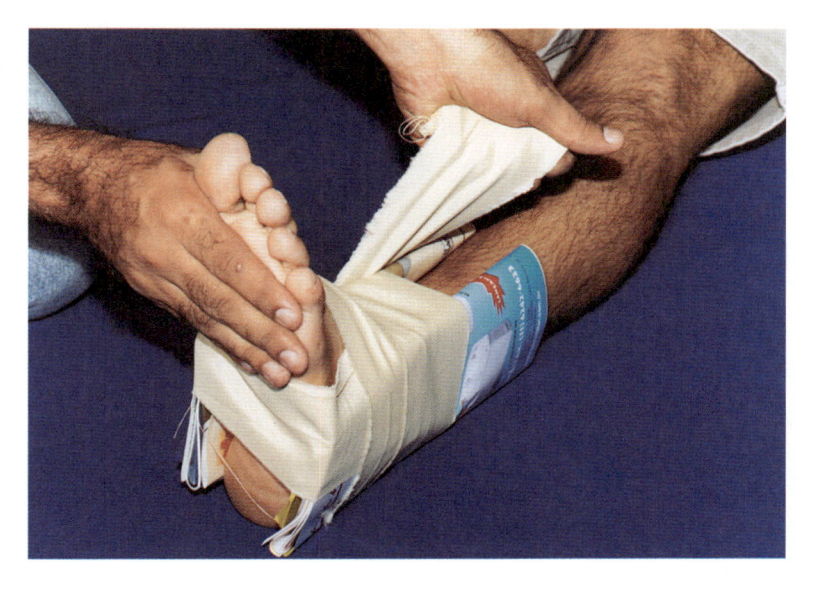

Depois da imobilização, a vítima deve ser encaminhada para atendimento médico. A aplicação de gelo ou de compressas frias no local, sempre com a pele protegida, precisa continuar nos dias seguintes ao acidente.

luxações

Na luxação, as superfícies articulares deixam de se tocar de forma permanente. É comum ocorrer junto com a luxação uma fratura.

principais sinais e sintomas de luxação:

- dor
- deformação no nível da articulação
- impossibilidade de movimentos
- aparecimento de hematoma

O socorrista deve imobilizar a articulação luxada sem, no entanto, tentar colocá-la no lugar. Esse tipo de imobilização também se dá da mesma forma que na fratura fechada. Em seguida será necessário encaminhar a vítima para atendimento médico.

fraturas

Esse é um tipo de lesão em que ocorre a quebra de um osso. Como nem sempre é fácil identificar uma fratura, o mais recomendável é que as situações de entorse e luxação sejam atendidas como possíveis fraturas.

A fratura pode ser fechada (interna) ou aberta (exposta).

fratura fechada

Ocorre quando não há rompimento da pele.

sinais e sintomas de fratura:

- dor intensa
- deformação do local afetado, se comparado com a parte normal do corpo
- incapacidade ou limitação de movimento
- edema (inchaço) no local afetado
- cor arroxeada no edema se ocorrer rompimento de vasos e acúmulo de sangue sob a pele (hematoma)

▸ crepitação, ou seja, sensação de um ruído provocado pelo atrito entre as partes fraturadas do osso, quando se toca o local afetado

fratura aberta

A fratura é aberta ou exposta quando o osso perfura a pele.

Nesse caso, proteja o ferimento com gaze ou um pano limpo antes de qualquer outro procedimento, para impedir o contato de impurezas que favoreçam uma infecção.

Proteção do ferimento antes da imobilização.

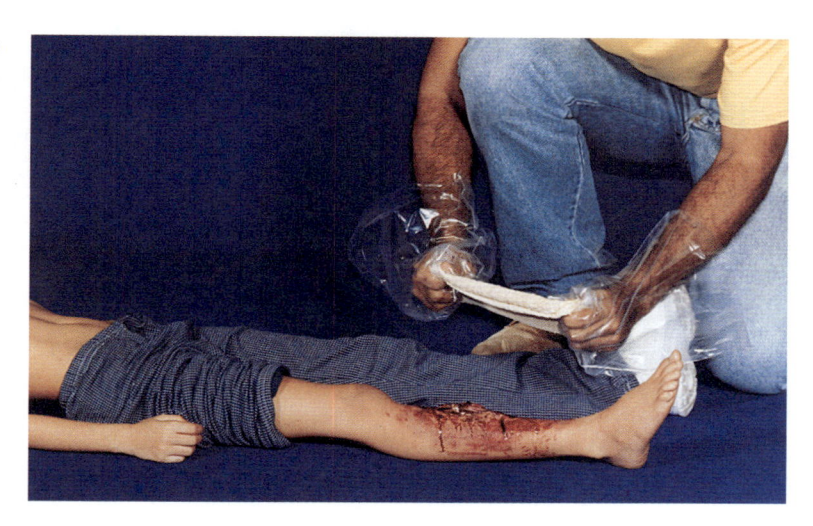

Depois de cobrir o local afetado, procure socorro médico, muito importante nesses casos, pois é necessária a palpação do pulso abaixo da fratura. A providência seguinte é a imobilização.

procedimentos para imobilizar uma fratura:

▸ Não tente colocar o osso "no lugar". Movimente-o o menos possível e mantenha-o na posição encontrada, sem causar desconforto para a vítima.

▸ Imobilize o membro fraturado na posição encontrada.

▸ Improvise talas com o material disponível no momento (revista, caixa de papelão, madeira, galhos de árvore, guarda-chuva, jornal dobrado, etc.). O comprimento das talas deve ultrapassar as articulações acima e abaixo do local da fratura e sustentar o membro atingido.

▸ Envolva as talas com panos ou qualquer outro material macio a fim de não ferir a pele.

▶ Amarre as talas com tiras de pano em torno do membro fraturado. Não faça amarrações sobre o local da fratura.

Imobilização de braço com fratura fechada.

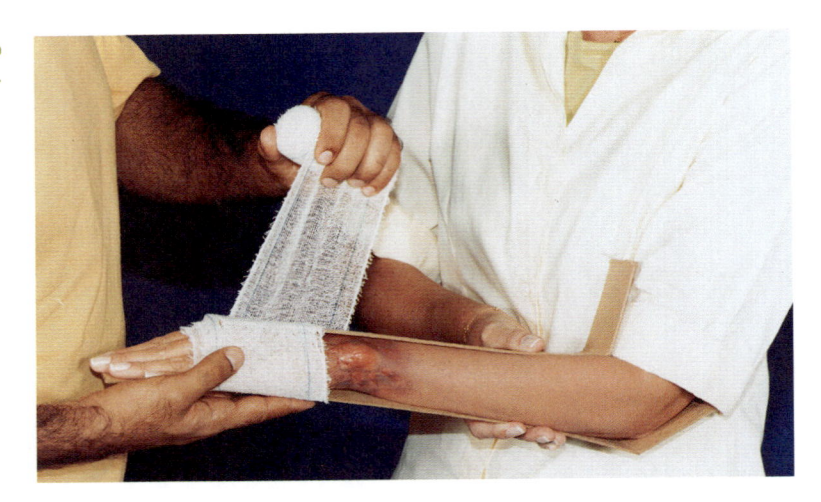

Para imobilizar uma perna, é necessário utilizar duas talas longas, que devem atingir o joelho e o tornozelo, de modo a impedir qualquer movimento dessas articulações.

Uma vítima com a perna fraturada não deve caminhar, razão pela qual o serviço de emergência sempre deve ser acionado. Se for necessário transportá-la, improvise uma maca e solicite a ajuda de alguém para carregá-la (veja como fazer isso no capítulo *Transporte de pessoas acidentadas*).

Ao imobilizar braços ou pernas, deixe os dedos visíveis, de modo a verificar qualquer alteração. Se estiverem inchados, roxos ou dormentes, as tiras que amarram as talas devem ser afrouxadas.

Imobilização de braço mantendo os dedos à mostra.

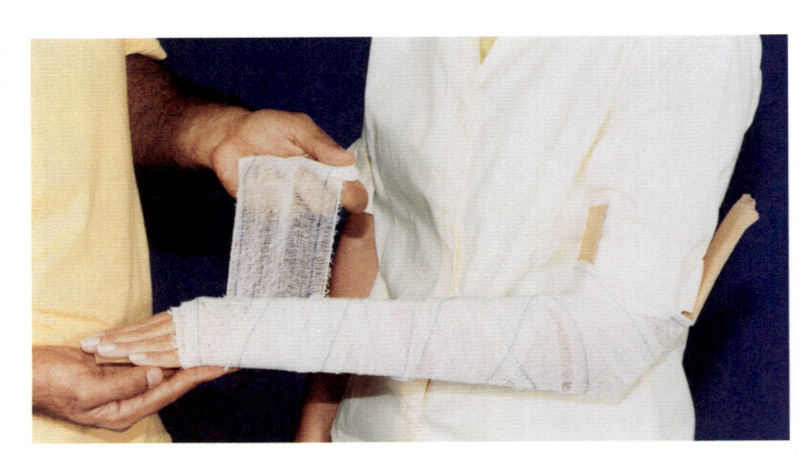

Em alguns casos, como na fratura de antebraço, por exemplo, deve-se providenciar uma tipoia.

como fazer uma tipoia:

- Dobre um lenço em triângulo.
- Envolva o antebraço da vítima no lenço, prendendo as pontas atrás do pescoço.

imobilização de braço, ombro e cotovelo

As fraturas de clavícula, escápula ou braço, bem como lesões nas articulações do ombro ou do cotovelo, exigem outro tipo de imobilização. Para fazer essa imobilização:

- Coloque o braço da vítima na frente do peito. Se a vítima permitir (ausência de dor ou restrição ao movimento), coloque o braço dela na frente do peito.
- Sustente o braço com um pano triangular ou uma fralda dobrada, presa atrás da nuca.
- Em torno do tórax, amarre duas ataduras (pode ser também uma fralda ou, ainda, um pano triangular), para dar maior firmeza.

Imobilização de fratura fechada de clavícula.

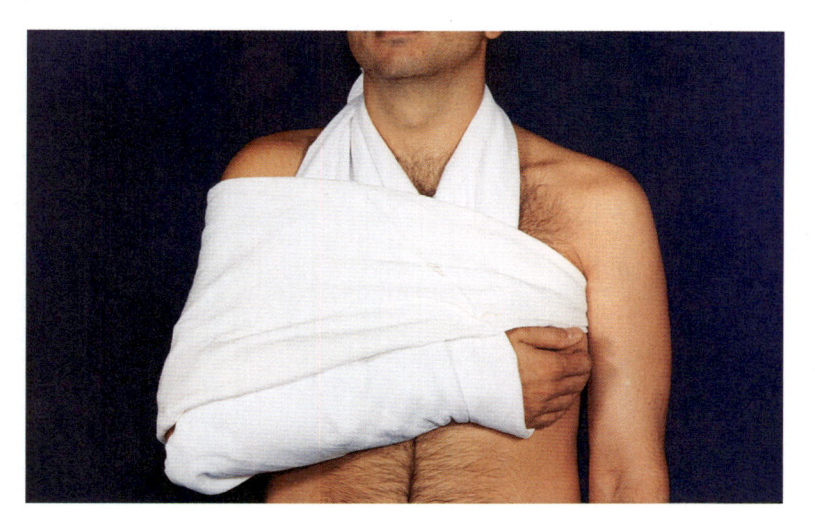

Essa manobra de imobilização pode ser improvisada com a roupa da própria vítima e uma atadura circular.

fraturas especiais

Há casos que exigem cuidados especiais. São as fraturas de coluna, costela, bacia e fêmur.

sinais e sintomas de fraturas especiais:

- fratura de coluna – dor no local, perda de sensibilidade, formigamento e perda de movimento dos membros (braços ou pernas)
- fratura de costelas – respiração difícil, dor a cada movimento respiratório
- fratura de bacia ou de fêmur – dor no local, dificuldade para movimentar-se e para ficar em pé

se houver suspeita de uma dessas fraturas, o socorrista deve:

- Manter a vítima imóvel e agasalhada.
- Observar a respiração e verificar o pulso ou os sinais de circulação.
- Não mexer na vítima e não permitir que outras pessoas o façam.
- Acionar o serviço de emergência imediatamente. Se não houver disponibilidade de serviço de emergência na sua cidade ou região, considere a necessidade de improvisar uma imobilização e realizar o transporte para o hospital (veja como fazer isso no capítulo sobre o transporte de pessoas acidentadas).

se houver suspeita de lesão na coluna cervical, é importante acionar o serviço de emergência imediatamente

vertigens, desmaios e convulsões

62 vertigens
62 desmaios
65 convulsões
66 dor no peito

A sensação de mal-estar e a impressão de tudo girar em volta pode ser resultado de uma vertigem. Já o desmaio caracteriza-se pela perda temporária e repentina da consciência, causada pela diminuição de sangue no cérebro. No caso de uma convulsão, essa perda da consciência é acompanhada de contrações musculares violentas.

capítulo 7

vertigens

A vertigem pode ter várias causas, entre as quais alturas elevadas, mudanças bruscas de pressão atmosférica, ambientes abafados, movimentos giratórios rápidos, mudanças bruscas de posição.

Essa sensação de mal-estar é desagradável e pode manifestar-se por zumbidos e até por surdez momentânea. É frequente a vertigem vir acompanhada de náuseas. A pessoa acometida de vertigem dificilmente perde os sentidos, mantendo-se consciente.

diante de um quadro de vertigem, o socorrista deve:

- Colocar a vítima deitada de barriga para cima (em decúbito dorsal), mantendo a cabeça sem travesseiro ou qualquer outro apoio.
- Impedir que a vítima faça qualquer movimento brusco, sobretudo com a cabeça.
- Afrouxar toda a roupa da vítima para facilitar o restabelecimento da circulação sanguínea.
- Animar a vítima com palavras confortadoras.

Em alguns minutos, a própria vítima pode procurar um médico para o devido tratamento, se necessário.

desmaios

O desmaio é um agravo bastante frequente que se caracteriza por um episódio repentino e breve de perda da consciência. Suas causas mais comuns são alterações no fornecimento de oxigênio e glicose para o cérebro, mas ainda pode ser causado por fadiga, emoções fortes ou permanência em ambientes muito abafados. Ele pode ser considerado grave quando for causado por grandes hemorragias, traumatismos na cabeça ou quando for muito prolongado.

sinais e sintomas de desmaio:

- perda da responsividade
- relaxamento dos músculos
- palidez
- pele fria e úmida
- retomada rápida da consciência (1 a 2 minutos)

ao atender uma pessoa com sensação de desmaio, o socorrista deve:

- Colocar a vítima em decúbito dorsal (de barriga para cima), em condição confortável.
- Manter conversação para estimular a consciência.
- Manter atenção para a ocorrência de perda de consciência.
- Considerar uma posição lateral para a vítima, para promover mais conforto.
- Estar preparado para executar RCP, se necessário.

ao atender uma pessoa em desmaio, o socorrista deve:

- Chamar a vítima para certificar-se da irresponsividade.
- Acionar o serviço de emergência da cidade ou região, se houver.
- Colocar a vítima em posição lateral (se não houver suspeita de trauma na coluna ou pelve) para melhorar a oxigenação.
- Afrouxar as roupas.
- Chamar e tocar a vítima.
- Estar preparado para executar RCP, se necessário.

Enquanto a vítima estiver inconsciente e respirando normalmente, é aconselhável mudá-la para uma posição lateral mais segura.

como colocar a vítima em posição lateral:

- Deite-a de barriga para cima.
- Coloque-se de um lado da vítima e ajoelhe-se de frente para ela.
- Flexione a perna da vítima que está mais próxima de você. (1)
- Depois, pegue a mão da vítima que está desse mesmo lado e coloque-a sob a nádega, com a palma da mão virada para baixo (isso impedirá que ela volte à posição original). (2)

- Então, com cuidado e vagarosamente, vire a vítima para o seu lado, posicione a cabeça da vítima de lado, de modo que, se ela vomitar, a secreção saia facilmente da cavidade oral, impedindo que seja aspirada para os pulmões. (3)
- Por fim, feche a mão livre da vítima e coloque-a sob o queixo ou a bochecha, para evitar que a face vire para baixo. (4)

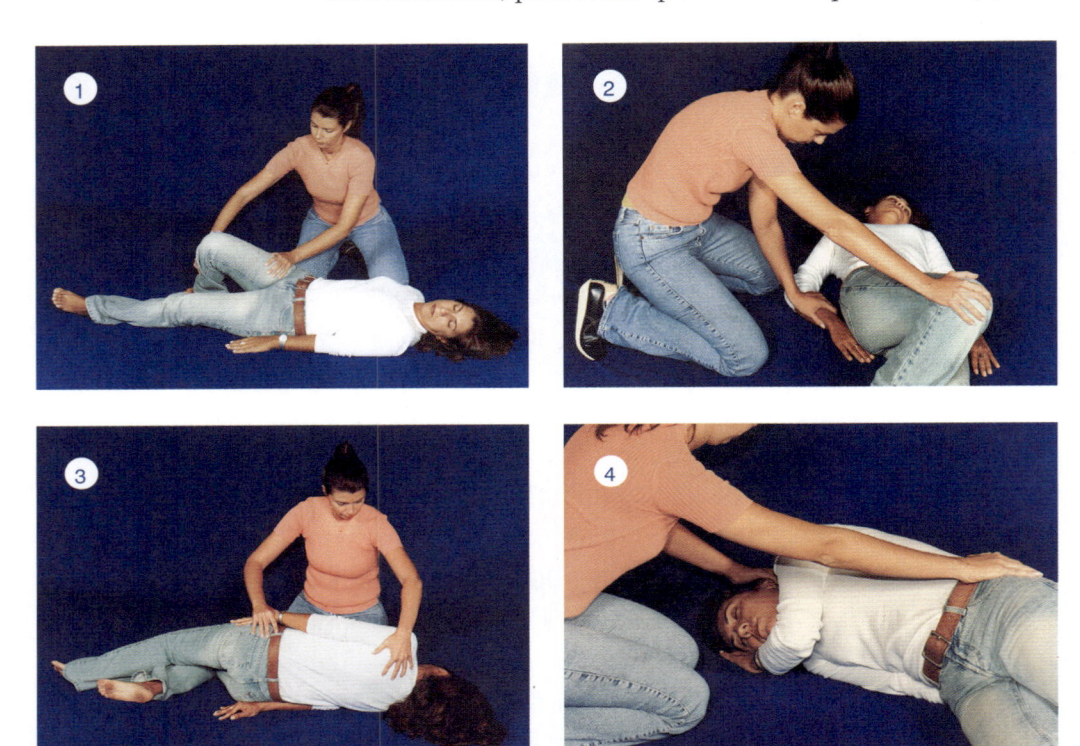

Etapas da posição lateral de segurança.

Nunca deixe uma pessoa que acabou de se recuperar de um desmaio levantar-se ou andar de súbito, pois o esforço despendido nessas tentativas poderá causar novo desmaio. Também não tente acordar uma pessoa que está inconsciente com atitudes como jogar água fria, colocá-la de pé ou sacudi-la, dar-lhe tapas no rosto ou oferecer-lhe substâncias para cheirar.

convulsões

A convulsão ou crise convulsiva é decorrente de uma desordem elétrica involuntária e repentina do cérebro.

Caracteriza-se por perda de consciência, acompanhada de contrações musculares que variam de leves a violentas.

as causas mais comuns são:

- tumores cerebrais
- febre (em crianças até 5 anos)
- infecções, como meningite
- desequilíbrios bioquímicos
- hipoglicemia (diminuição da glicose no sangue)
- abuso de drogas ou álcool
- trauma na cabeça
- acidente vascular encefálico (derrame)
- redução no fluxo sanguíneo do cérebro
- epilepsia

providências para atendimento a uma vítima de convulsão:

- Deitar a vítima no chão e afastar tudo que esteja ao seu redor e possa machucá-la (móveis, objetos, pedras, etc.).
- Retirar prótese dentária, óculos, colares e outros objetos que possam se quebrar e machucar ou sufocar a vítima.
- No caso de a vítima ter cerrado os dentes, não tentar abrir sua boca.
- Afrouxar a roupa da vítima e deixar que ela se debata livremente.
- Colocar um pano debaixo da cabeça da vítima para evitar que ela se machuque.
- Acionar o serviço de emergência da sua cidade ou região.

durante uma crise convulsiva, jamais impeça os movimentos da vítima e tampouco dê a ela qualquer líquido ou medicação pela boca

A pessoa em crise convulsiva costuma apresentar muita salivação (com aspecto de baba). Se isso acontecer, deite-a com a cabeça de lado e fique segurando a cabeça nessa posição. Assim, a saliva escoará com facilidade e a pessoa não ficará sufocada. Seque o excesso da saliva com um pano limpo.

Após a convulsão, a vítima dorme e esse sono pode durar segundos ou horas. Portanto, cessada a crise, providencie um lugar confortável e deixe-a repousar até que recupere a consciência. Em seguida, encaminhe-a à assistência médica.

dor no peito

As doenças do coração são a principal causa de morte da população adulta. Cerca de 50% das mortes por problemas cardíacos acontecem subitamente e antes que a vítima consiga chegar ao hospital. Geralmente, esses quadros evoluem para a PCR por causa da ocorrência de uma arritmia chamada de fibrilação ventricular.

Entre os problemas cardíacos mais comuns, destacam-se aqueles que se originam da dificuldade de oxigenação das células do coração, como o infarto agudo do miocárdio e a angina, cujo sinal mais evidente é a dor no peito, chamada tecnicamente de dor torácica de origem cardíaca. As principais características dessa dor são:

- sensação de aperto, de opressão ou de queimação no centro do tórax, por até 20 minutos

- sensação de irradiação de dor para todo o tórax e também para ombros, pescoço, mandíbula, braços e mãos

A dor torácica ainda pode ser acompanhada de dificuldade para respirar, náuseas, vômitos, palidez e sudorese. É comum a vítima esfregar as mãos no peito durante o episódio de dor e mencionar a sensação de morte iminente.

Se a dor perdurar por mais de 30 minutos, é grande a probabilidade de existência de infarto agudo do miocárdio. Idosos e diabéticos podem apresentar quadros semelhantes à dor descrita acima, porém sem dor ou com uma dor mínima, difícil de caracterizar. São os chamados infartos silenciosos ou assintomáticos. Não subestime esses quadros; na suspeita, siga o protocolo e providencie auxílio médico urgentemente.

primeiros socorros a vítimas de dor no peito:

- tranquilize a vítima
- acione o serviço de emergência
- mantenha-a em repouso absoluto
- impeça esforços e emoções, mesmo que mínimos
- mantenha a vítima preferencialmente sentada, aquecida e confortável
- areje o ambiente e afrouxe roupas, cintos, etc.
- mantenha atenção à consciência, à respiração e à circulação
- esteja preparado para a ocorrência de PCR
- se houver DEA disponível, peça para alguém mantê-lo por perto

Entidades internacionais que orientam sobre os primeiros socorros não incentivam o transporte de vítimas responsivas com dor no peito até o hospital mais próximo. O ideal é acionar o serviço de emergência e tomar as medidas mencionadas.

Atuamente, a Associação Americana do Coração incentiva que, diante de uma vítima com dor no peito, seja oferecida um comprimido de aspirina do tipo adulto ou dois comprimidos de aspirina do tipo infantil, exceto se houver informação de alergia ao medicamento ou outras contraindicações (presença de sangramentos recentes, incluindo sangramento gástrico).

70 queimaduras

73 insolação

distúrbios causados pelo calor

74 intermação

O contato com chamas e substâncias superaquecidas, a exposição excessiva ao sol e mesmo à temperatura ambiente muito elevada provocam reações no organismo humano que podem se limitar à pele ou afetar funções orgânicas vitais.

capítulo 8

queimaduras

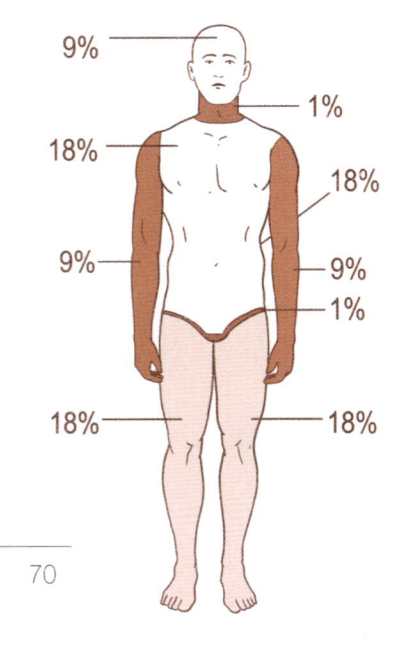

Denomina-se queimadura toda e qualquer lesão ocasionada no corpo humano pela ação, curta ou prolongada, de temperaturas extremas.

As queimaduras podem ser superficiais ou profundas e classificam-se de acordo com sua gravidade, medida pela relação entre a extensão da área atingida e o grau da lesão.

A tabela a seguir, que se refere à extensão da área lesada, ajuda o socorrista a avaliar a gravidade de uma queimadura:

ÁREA ATINGIDA	EXTENSÃO
cabeça	9%
períneo ou pescoço	1%
tórax e abdome	18%
costas e região lombar	18%
cada braço	9%
cada perna	18%

São consideradas grandes queimaduras aquelas que atingem mais de 15% do corpo, no caso de adultos, e mais de 10% do corpo, no caso de crianças de até 10 anos.

Quanto ao grau da lesão, as queimaduras classificam-se em:

primeiro grau

É a mais comum e, de um modo geral, deixa a pele avermelhada, além de provocar ardor e ressecamento. Trata-se de um tipo de queimadura causado quase sempre por exposição prolongada à luz solar ou por contato breve com líquidos ferventes.

segundo grau

Mais grave do que a de primeiro grau, essa queimadura é aquela que atinge as camadas um pouco mais profundas da pele. Caracteriza-se pelo surgimento de bolhas, desprendimento das camadas superficiais da pele, com formação de feridas avermelhadas e muito dolorosas. É provocada por contato com líquidos ferventes ou objetos muito quentes, "chamuscamento" por explosões (álcool, gasolina, gás) e também por contato com substâncias cáusticas (ácidos, removedores, detergentes, tintas, etc.).

terceiro grau

É aquela em que todas as camadas da pele são atingidas, podendo ainda alcançar músculos e ossos. Essas queimaduras apresentam-se secas, esbranquiçadas ou de aspecto carbonizado, fazendo com que a pele se assemelhe ao couro, diferentemente do que acontece nas queimaduras de primeiro e segundo graus.

Esse tipo de queimadura não produz dor intensa, pois provoca a destruição de terminações nervosas que transmitem sensação de dor.

Em geral, a queimadura de terceiro grau é causada por contato direto com chamas, líquidos inflamáveis ou eletricidade. É grave e representa sérios riscos para a vítima, sobretudo se atingir grande extensão do corpo.

Para socorrer vítimas de queimadura, deve-se resfriar a região atingida com muita água (corrente ou por imersão) em temperatura ambiente por pelo menos 15 minutos. Em seguida, deve-se cobrir o ferimento com gaze ou tecido limpo e seco. No caso de queimaduras nas mãos ou pés, separe os dedos queimados que não estiverem grudados colocando gazes limpas entre eles.

Queimaduras extensas ou de segundo e terceiro grau podem requerer o acionamento do serviço de emergência. Esse atendimento médico pode ser dispensado apenas no caso de queimaduras de primeiro grau em que a área lesada não seja muito extensa.

Existem algumas situações específicas de queimaduras que exigem cuidados outros, além dos já vistos. Vamos a elas.

queimaduras provocadas por substâncias químicas

Se a substância for líquida (ácidos, removedores, tintas, etc.), o socorrista deve lavar o local afetado com bastante água, para retirar todo e qualquer resíduo do produto. Só então ele vai proteger as feridas com gaze ou um pano limpo.

Se a substância for sólida (geralmente em pó), antes de lavar o local onde ocorreu a queimadura e protegê-lo, é preciso retirar, com um pano limpo, todo e qualquer resíduo do produto.

Retirada da substância sólida antes de lavar o local afetado.

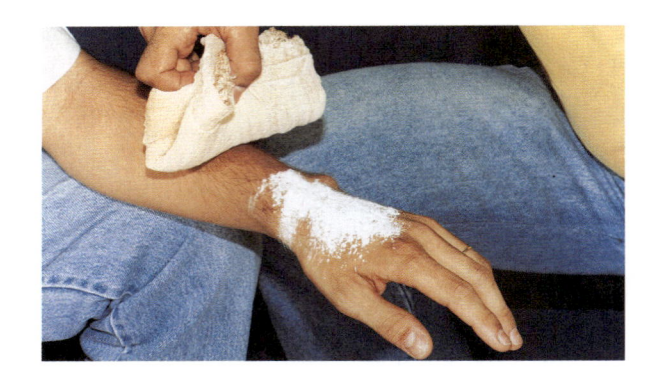

queimaduras nos olhos

Se os olhos da vítima tiverem sido afetados por substância química (ácidos, cal, gasolina, etc.), o socorrista deve lavá-los de imediato; do contrário, a visão poderá ser seriamente afetada. O ideal é fazer a lavagem direto na torneira. Caso não seja possível, usa-se então uma garrafa, uma mangueira, etc. Se apenas um olho foi atingido, é preciso tomar cuidado para não prejudicar o outro olho.

Depois da lavagem, o socorrista deve cobrir o local afetado com um curativo de gaze ou um pano limpo e encaminhar rapidamente a vítima para atendimento médico.

O olho atingido por substância química deve ser lavado com bastante água.

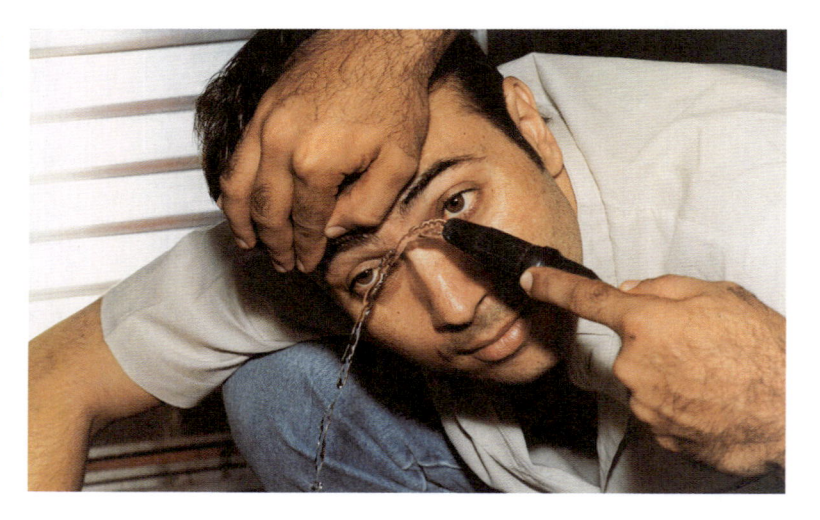

Existem ainda casos em que os olhos sofrem queimaduras causadas por irradiações, fachos de luz intensos ou luz artificial. Essa lesão ocorre, por exemplo, com quem trabalha com solda elétrica e não usa equipamento de proteção. Apesar de ser uma queimadura que se manifesta somente pela ardência e irritação dos olhos (como se eles contivessem grãos de areia), trata-se de um caso sério, pois pode até levar à cegueira. A providência mais indicada, portanto, é encaminhar a vítima a um especialista.

Veja agora outros conselhos úteis para quem vai prestar atendimento a vítimas de queimaduras:

- precisam ser avaliadas por um médico tanto as queimaduras na face, que são sempre graves, quanto as circulares – aquelas que acontecem no pescoço, articulações ou tórax. Estas podem causar garroteamento, isto é, a compressão da área afetada, trazendo outras complicações
- as áreas queimadas jamais devem ser tratadas com gelo, pois isso pode causar uma geladura (queimadura provocada por gelo)
- se a vítima estiver usando anéis, relógio, cordões, etc. e a queimadura se localizar próximo a esses objetos, eles devem ser retirados imediatamente, antes que a área afetada comece a inchar
- não se deve aplicar remédio ou qualquer outra substância sobre a queimadura. Tampouco se deve furar as bolhas ou tocar na parte queimada, pois isso pode causar uma infecção

insolação

Enfermidade provocada pela exposição excessiva ao sol, podendo se manifestar subitamente, quando a pessoa cai desacordada, mantendo presentes, porém, a pulsação e a respiração.

outros sinais e sintomas de insolação:

- tontura
- enjoo
- dor de cabeça
- pele seca e quente
- rosto avermelhado
- temperatura elevada
- pulso rápido e respiração difícil

Não é comum esses sinais aparecerem todos ao mesmo tempo. Aliás, em geral, observam-se apenas alguns deles.

como lidar com casos de insolação enquanto se aguarda atendimento médico:

- Colocar a vítima na sombra.
- Aplicar compressas frias sobre sua cabeça.
- Envolver seu corpo em toalhas molhadas com água fria, para baixar a temperatura.
- Dar-lhe água para beber, caso esteja consciente.

Compressas frias em contato direto com a pele ajudam a baixar a temperatura corporal.

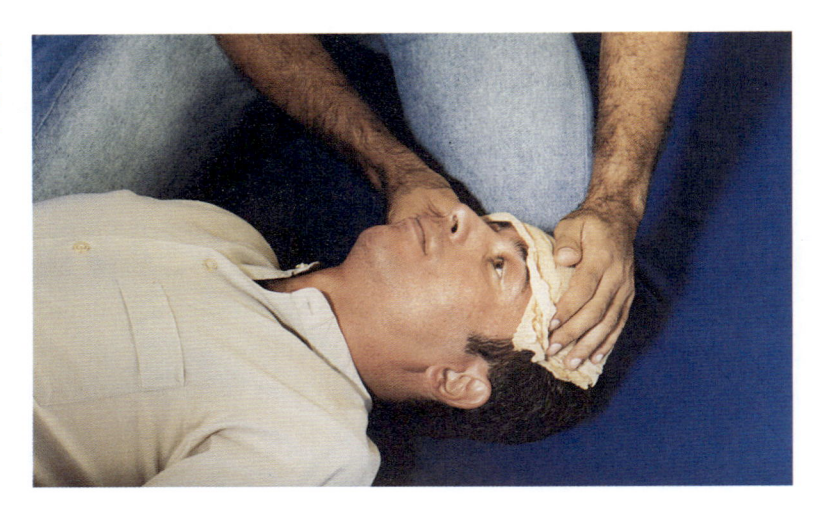

O ideal é deixar que a temperatura vá diminuindo bem lentamente, para não ocorrer um colapso, próprio de quedas bruscas de temperatura.

intermação

Enfermidade provocada pela ação do calor em ambientes com temperatura muito alta, locais onde estejam em funcionamento fornos, fogões, caldeiras, forjas, fundições, etc. A intermação acarreta uma série de alterações no organismo, com graves consequências para a saúde da vítima.

sinais e sintomas de intermação:

- cansaço
- náuseas
- calafrios
- respiração superficial
- palidez ou tonalidade azulada no rosto
- temperatura corporal elevada
- pele úmida e fria
- diminuição da pressão arterial

nos casos de intermação, o socorrista deve:

- Retirar a vítima do ambiente fechado e levá-la para um local mais fresco e arejado.
- Deitar a vítima com a cabeça mais baixa que o resto do corpo.
- Retirar-lhe as roupas e envolver o corpo em lençol úmido.
- Encaminhá-la imediatamente para atendimento médico.

Para evitar intermação, as pessoas que trabalham em lugares quentes e fechados não devem permanecer por longos períodos no ambiente e precisam ingerir muito líquido e alimentos que contenham sal.

Você viu que um dos sinais de intermação é a temperatura corporal elevada. Saiba agora um pouco mais sobre o assunto.

temperatura corporal

Trata-se do grau de calor do corpo. A temperatura normal do corpo é a que fica entre 36,2 °C e 37 °C. Quando a temperatura de uma pessoa ultrapassa os 37 °C, diz-se que ela está com febre. Esse fato, por si só, não constitui uma moléstia, mas pode ser sinal de alguma doença.

são sinais e sintomas de febre:

- sensação de frio
- mal-estar geral
- respiração rápida
- rubor facial
- sede
- olhos brilhantes e lacrimejantes
- pele quente

ao lidar com uma pessoa com temperatura corporal elevada, deve-se:

- Retirar qualquer tipo de agasalho, deixando apenas uma roupa leve, até que a temperatura volte ao normal.
- Dar-lhe bastante líquido para beber.
- Pôr panos molhados com água gelada sobre a testa, nas axilas e nas virilhas, e manter as compressas frias até que a febre ceda.
- Havendo condições, dar um banho prolongado, de banheira, chuveiro ou mesmo de bacia, com água na temperatura ambiente, abaixo da temperatura da pessoa com febre.

A febre muito alta e persistente, se não for controlada, torna-se perigosa, podendo provocar delírios e convulsões. Para prestar informações mais detalhadas ao médico, é importante saber quando a febre começou, quanto tempo durou e como cedeu.

choques elétricos

capítulo 9

A cada dia que passa, são mais máquinas, aparelhos e equipamentos elétricos a nos cercar. Por isso as ocorrências de choques elétricos se tornam mais frequentes. Em casos de alta voltagem, os choques podem ser fortes e provocar queimaduras graves, às vezes levando até a morte. Aqueles causados por correntes elétricas residenciais, apesar de apresentarem riscos menores, também merecem atenção e cuidado.

Em um acidente que envolva eletricidade, a rapidez no atendimento é fundamental. A vítima de choque elétrico às vezes apresenta no corpo queimaduras nos lugares percorridos pela corrente elétrica. Além disso, pode sofrer arritmias cardíacas se a corrente elétrica passar pelo coração.

Muitas vezes a pessoa que leva um choque fica presa à corrente elétrica e isso pode ser fatal. Se o socorrista tocar na pessoa, a corrente irá atingi-lo também. Por isso, antes de tudo, é necessário desligar o aparelho, tirando o fio da tomada, ou mesmo desligar a chave geral.

procedimentos para atender à vítima de choque elétrico:

Se a vítima não estiver mais presa à corrente elétrica e a cena estiver segura:

- acione imediatamente o serviço de emergência
- deite a vítima em decúbito dorsal (de barriga para cima) e estenda a cabeça para trás, para favorecer a respiração
- na presença de parada cardiorrespiratória, inicie a RCP
- caso esteja respirando normalmente e com batimentos cardíacos, verifique se ocorreu alguma queimadura, cuidando delas de acordo com o grau de extensão que tenham atingido (veja como agir no capítulo "Distúrbios causados pelo calor").

As correntes de alta tensão se localizam, por exemplo, nos cabos elétricos que vemos nas ruas. E quando esses cabos provocam algum choque, só a central elétrica pode desligá-los. Nesses casos, procure um telefone e chame a central elétrica, os bombeiros ou a polícia. Indique o local exato onde aconteceu o acidente. Procedendo dessa maneira, você certamente poderá evitar novos acidentes.

não deixe que ninguém se aproxime da vítima, nem tente ajudá-la antes de a corrente elétrica ser desligada (a distância mínima a ser mantida é de quatro metros)

Para prevenir acidentes com eletricidade, alguns conselhos úteis para todos:

- tenha o máximo cuidado quando trabalhar perto de rede ou de chaves elétricas de alta tensão
- não mexa em fio caído no solo e que ainda esteja preso à rede elétrica
- não empine pipas junto a fios de eletricidade
- mantenha a instalação e os equipamentos elétricos residenciais em condições adequadas de funcionamento, usando apenas material recomendado e de boa qualidade
- contrate somente profissionais qualificados para fazer as revisões periódicas das instalações elétricas e quando algum reparo for necessário
- nunca improvise em eletricidade, mesmo em situações de emergência
- ligue sempre o fio-terra em todo e qualquer equipamento elétrico, portátil ou fixo
- não toque em aparelhos elétricos se estiver com a roupa ou o corpo molhados
- mantenha os aparelhos elétricos longe do alcance das crianças
- se estiver no escuro e tiver que trocar fusíveis ou desligar a chave geral de eletricidade, use lanternas ou velas para iluminar

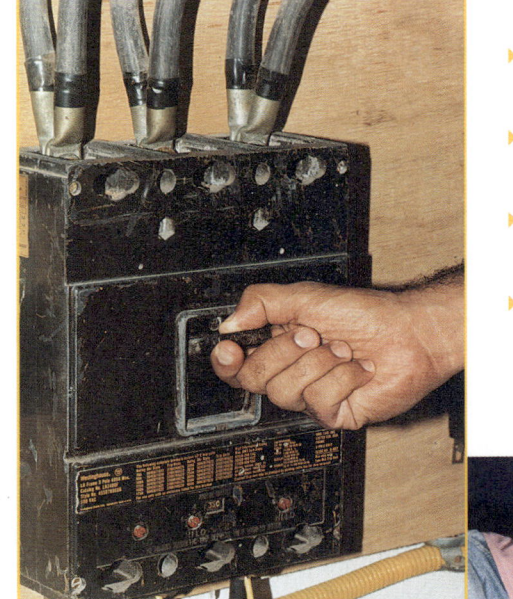

Desligar a chave geral de eletricidade evita lesões maiores e permite que a vítima seja socorrida.

afogamentos

Afogar-se não é um risco apenas para quem não sabe nadar. Muitas vezes até um bom nadador se vê em apuros por algum imprevisto: uma câimbra, um mau jeito, uma onda mais forte. Também inundações e enchentes provocadas por tempestades podem fazer vítimas de afogamento.

capítulo 10

Ninguém deve se atirar na água ao primeiro grito de socorro que ouvir. O salvamento de pessoas que se afogam deve ser feito por pessoas treinadas. Portanto, se você presenciar uma cena de afogamento, a primeira providência é pedir ajuda aos guarda-vidas ou mesmo ao Corpo de Bombeiros.

na indisponibilidade desses profissionais, considere as seguintes recomendações para ajudar:

1) Peça ajuda!
2) Permaneça em terra ou no barco e utilize uma vara ou um remo para alcançar a vítima. Muito cuidado para não ser puxado para a água!
3) Se não for possível alcançá-la, opte por jogar alguma coisa para ela segurar, por exemplo, uma corda ou um salva-vidas.
4) Se conseguir jogar algo para a vítima ou alcançá-la, é hora de "rebocá-la" até um local seguro.
5) Se for realmente necessário entrar na água, use um barco, uma prancha ou um dispositivo de flutuação adequado.

resgates a nado não são recomendados para socorristas que não tenham treinamento

O ideal é que o salvamento seja feito por dois socorristas: enquanto um conversa com a vítima, tentando acalmá-la, o outro se aproxima por trás e lhe dá apoio ou a segura, ajudando a retirá-la da água. Esse procedimento evita que o afogado se agarre a um único socorrista, tornando difícil e perigoso o salvamento.

após retirar a vítima da água, é necessário:

1) Solicitar que alguém acione o serviço de emergência, se disponível.
2) Posicionar a vítima deitada de costas, paralelamente ao mar, de modo que a cabeça fique alinhada com o tórax.
3) Avaliar se a vítima responde ao chamado, as condições de suas vias aéreas e a presença de movimentos respiratórios.
4) Na vítima responsiva e que respira, coloque o paciente lateralizado (exceto se houver suspeita de trauma na coluna). Mantenha atenção na respiração e encaminhe a vítima para a unidade de saúde, principalmente se houver sinais de desconforto respiratório, como tosse, ansiedade e respiração rápida.
5) Iniciar a RCP, se possível, com 5 ventilações de resgate seguidas de 30 compressões torácicas. Para isso, utilize um método de barreira na ventilação (reveja o capítulo sobre RCP). Continue com 30 compressões para 2 ventilações (30:2). Fique atento para a ocorrência de vômito.
6) Se ocorrer vômito, colocar a vítima de lado para reduzir o risco de aspiração para os pulmões.
7) Manter a vítima aquecida e encaminhá-la para avaliação médica.
8) Se houver suspeita de trauma na coluna associado ao afogamento, por exemplo, em casos de quedas, acidentes de barco ou mergulho em área perigosa, manter cuidado na mobilização e no transporte da vítima.

corpos estranhos no organismo

- **86** olhos
- **87** pele
- **89** ouvido
- **90** nariz
- **90** garganta (obstrução das vias aéreas por corpo estranho – Ovace)

Um cisco no olho, uma farpa no dedo, um inseto dentro do ouvido, uma espinha de peixe entalada na garganta, um corpo estranho no nariz. À primeira vista, são situações corriqueiras e de fácil solução, que às vezes o socorrista – ou a própria vítima – pode resolver. Outras vezes, porém, podem provocar problemas sérios, exigindo atendimento especializado.

capítulo 11

olhos

Os olhos são órgãos muito delicados e, quando atingidos por poeira, areia, insetos ou outros pequenos corpos estranhos, podem sofrer irritação, inflamação e ferimentos mais graves, levando às vezes à perda de visão. Mesmo pequenos cortes ou arranhões infeccionam e prejudicam a visão se não forem bem cuidados. São frequentes também os acidentes causados por brinquedos pontiagudos ou que lancem projéteis, como, por exemplo, espingardas de chumbinho, atiradeiras e arco e flecha.

se algum corpo estranho ficar encravado no globo ocular, não tente retirá-lo

procedimentos que o socorrista deve adotar:

- Lavar o olho atingido com água em abundância.
- Protegê-lo com gaze ou um pano limpo (de preferência um curativo macio), mesmo que o corpo estranho lá permaneça.
- Cobrir também o olho não atingido para evitar qualquer movimento do olho afetado.
- Encaminhar imediatamente a pessoa para socorro médico.

Curativo nos dois olhos, para evitar movimento do olho afetado.

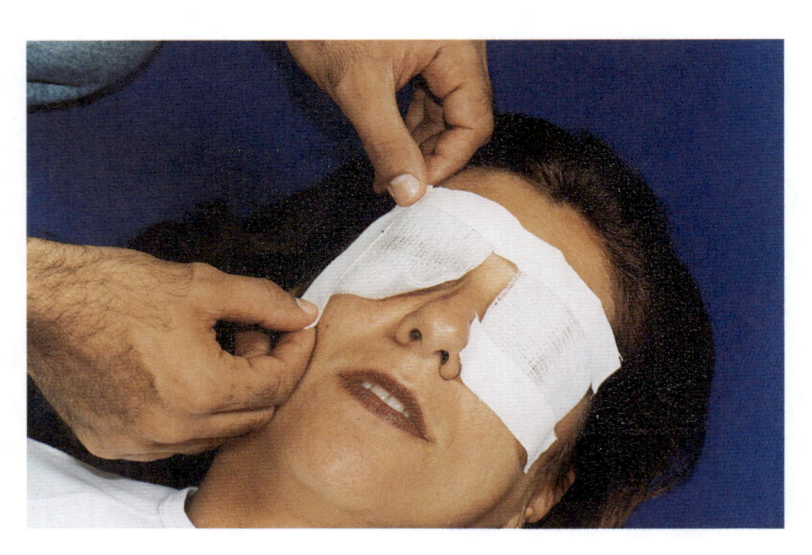

não permita, de forma alguma, que a vítima esfregue o olho afetado, já que esse movimento pode aumentar o ferimento

pele

Corpos estranhos encravados na pele provocam ferimentos que podem levar a infecções. Se for algo como uma farpa de madeira, por exemplo, e estando sua ponta para fora da pele, tente retirá-la com uma pinça limpa. Depois, lave o ferimento com água e sabão, e cubra-o com gaze ou um pano limpo. Se o objeto encravado estiver difícil de retirar, encaminhe a vítima ao pronto-socorro.

Um fato bastante comum, principalmente com as pessoas que costumam pescar, é ter a pele fisgada por um anzol. Nesse caso, não tente retirá-lo puxando-o pelo orifício por onde entrou, pois isso pode aumentar o ferimento.

procedimentos para a retirada do anzol:

- Empurre mais o anzol, até a sua fisga sair da pele. (1)
- Em seguida, corte a ponta do anzol, de preferência com um alicate. (2)
- Só então puxe o anzol, pelo orifício por onde ele entrou. (3)

Depois, lave o ferimento com água e sabão, e cubra-o com gaze ou um pano limpo.

Etapas da retirada de anzol do dedo.

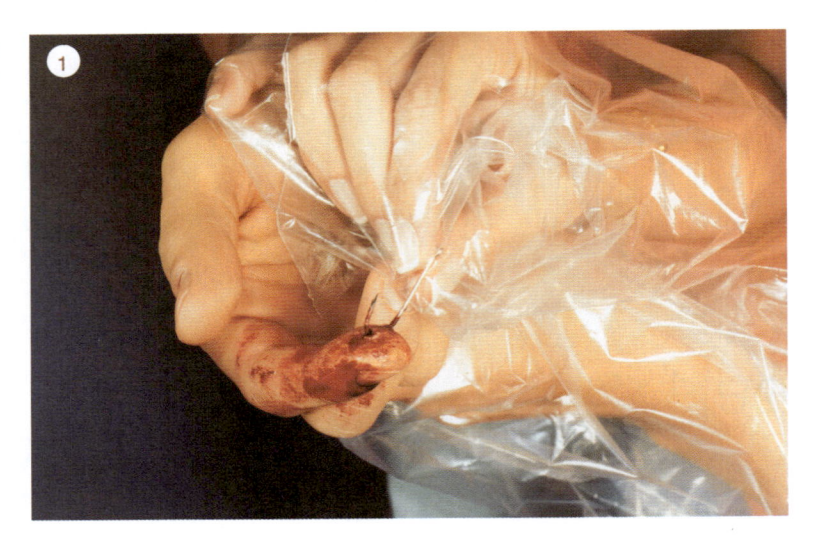

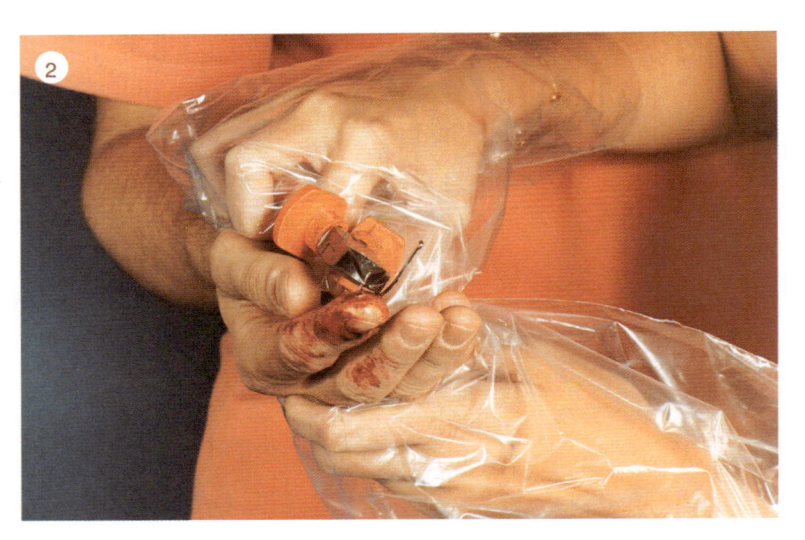

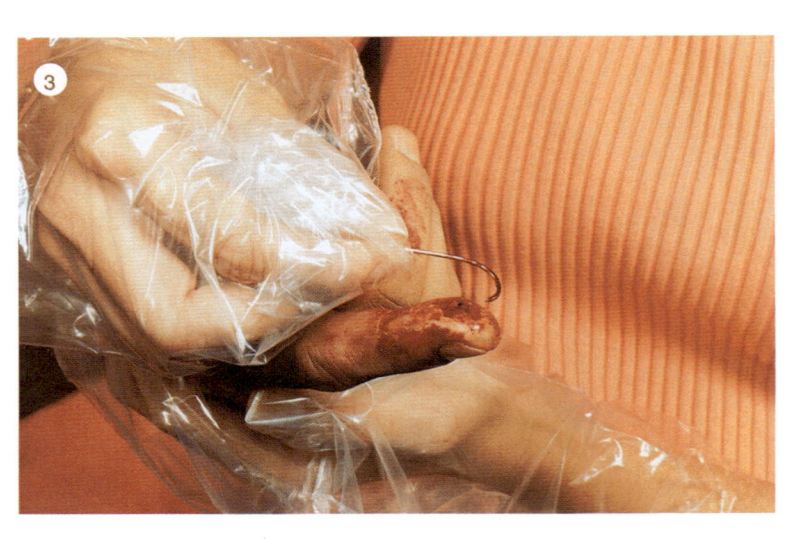

ouvido

A presença de um corpo estranho no ouvido, em geral, não caracteriza um problema de urgência. Se o objeto introduzido estiver obstruindo totalmente o ouvido, a vítima sentirá um certo mal-estar por escutar menos. A ida ao médico é necessária, mas pode ser providenciada com calma.

Quando o corpo estranho no ouvido é um inseto, o ruído que provoca pode gerar um estado de irritabilidade ou inquietação na vítima. Nesse caso, é preciso agir rápido para aliviar o desconforto e evitar coçar o ouvido.

como retirar um inseto do ouvido:

- Puxe a orelha da vítima para trás e dirija um facho de luz (uma lanterna, por exemplo) para o canal auditivo. Isso serve para atrair o inseto quando ele está se movimentando.
- Caso o inseto permaneça no ouvido, pingue em torno de 3 a 5 gotas de álcool e observe. Se mesmo assim ele permanecer no ouvido, pingue 2 a 3 gotas de óleo, azeite ou óleo mineral no interior do ouvido e depois coloque a cabeça inclinada para o lado do ouvido afetado, esperando alguns segundos.
- Se o inseto continuar reagindo, procure atendimento médico para que possa ser realizada a lavagem do ouvido e a consequente retirada do inseto.

não tente retirar o corpo estranho do ouvido com cotonete, pinça ou outro instrumento qualquer, pois há o risco de empurrá-lo ainda mais para dentro, o que pode afetar o tímpano e provocar até surdez

nariz

se o corpo estranho estiver no nariz, deve-se:

- Fazer com que a vítima mantenha a boca fechada.
- Comprimir a narina que está livre.
- Pedir à vítima que tente expelir o ar pela narina obstruída. Esse movimento não deve ser feito com muita força, para não ferir a cavidade nasal.

É muito comum crianças pequenas introduzirem corpos estranhos no nariz. Se a pequena vítima não souber assoá-lo sozinha, o socorrista deve encaminhar a criança ao pronto-socorro imediatamente, pois o objeto pode estar prejudicando a respiração.

jamais introduza qualquer instrumento na narina atingida na tentativa de retirar o corpo estranho, pois isso pode empurrá-lo ainda mais para dentro

garganta (obstrução das vias aéreas por corpo estranho – Ovace)

A obstrução das vias aéreas por corpo estranho (Ovace) caracteriza-se por engasgamento provocado por corpo estranho, como alimentos, líquidos, próteses dentárias ou tampinhas, na garganta. Na obstrução incompleta, o ar ainda passa pelas cordas vocais e a vítima ainda consegue respirar, falar e tossir. A obstrução completa impede a vítima de respirar, levando-a à morte por PCR em alguns minutos.

ovace em vítimas conscientes

Se a vítima (adulto, criança ou bebê) ainda conseguir respirar, tossir e falar (ou balbuciar), mantenha-se próximo dela, tente acalmá-la e incentive a inspiração pelo nariz e a tosse.

Sinal universal de asfixia (mãos ao redor da garganta e boca aberta, para tentar puxar ar).

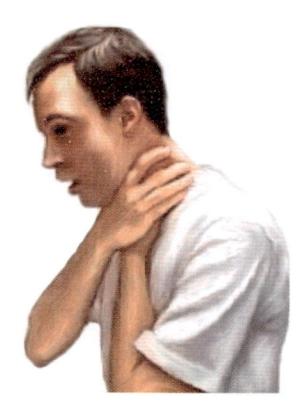

Em uma obstrução mais grave, a vítima pode apresentar muita ansiedade, tosse muito fraca ou "silenciosa" (sem ar), chiado alto ao inspirar, extrema dificuldade para respirar, para tossir e falar, lábios arroxeados e o sinal universal de asfixia (veja figura ao lado). Essa situação pode culminar com uma parada respiratória.

procedimentos de primeiros socorros:

- Mantenha-se próximo da vítima.
- Tente acalmar a vítima.
- Realize a manobra de desengasgamento de Heimlich.

manobra de desengasgamento de Heimlich:

- Posicione-se atrás da vítima e mantenha as pernas levemente flexionadas, a fim de evitar a perda de equilíbrio.
- Passe os braços por baixo das axilas da vítima, ao longo da cintura.
- Feche uma das mãos e encoste-a no centro do abdome da vítima, acima do umbigo.
- Posicione a outra mão sobre a primeira.
- Golpeie o abdome com movimentos de compressão para dentro e para cima (em direção à cabeça) até a saída do objeto ou até que a vítima consiga tossir.

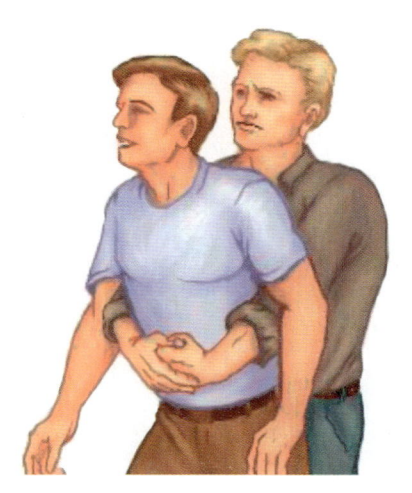

Manobra de desengasgamento de Heimlich para vítimas conscientes.

Para vítimas obesas ou que estejam em gravidez avançada, execute compressões torácicas semelhantes à RCP (mão fechada na altura entre os mamilos, no centro do tórax).

Para crianças entre 1 e 8 anos, não se exceda nas compressões abdominais para evitar lesões nos órgãos internos.

Retirada do objeto que obstrui as vias aéreas de vítima inconsciente.

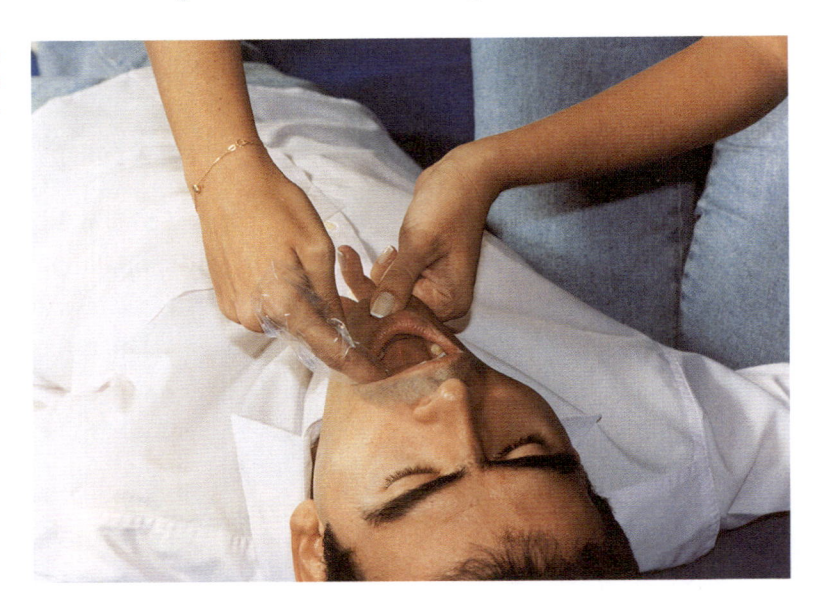

Apesar das compressões, a vítima pode ficar inconsciente, em virtude da diminuição de oxigenação do cérebro. Nessa situação, execute as manobras recomendadas para vítimas inconscientes.

ovace em vítimas irresponsivas

Se a vítima estiver inconsciente, utilize as manobras de RCP no desengasgamento. Essa regra serve para todas as idades.

procedimentos de primeiros socorros:

- Posicione a vítima em decúbito dorsal (de costas) no chão.
- Verifique a responsividade e a presença de respiração.
- Para vítimas irresponsivas e com ausência de respiração ou respiração agônica, acione o serviço de emergência especializado e peça um DEA.
- Inicie RCP com trinta compressões.

- Em seguida, estenda levemente o pescoço da vítima para trás para abrir as vias aéreas.
- Examine o interior da boca para verificar a presença de objetos que estejam atrapalhando a respiração; se visualizar algum, retire-o usando os dedos.
- Execute duas ventilações de um segundo cada uma, usando um método de barreira. Se necessário, refaça a manobra de abertura das vias aéreas para melhorar a passagem do ar.
- Prossiga com os procedimentos padronizados de RCP por 2 minutos ou até a vítima tossir.

A tosse é um ótimo sinal de retorno à respiração espontânea. Nesse caso, as manobras de desengasgamento na vítima inconsciente podem ser interrompidas. A vítima pode, então, ser colocada de lado para evitar a aspiração de secreções. Isso também é válido para os casos de vômito.

ovace em vítimas menores de 1 ano (bebês)

Nos menores de 1 ano, é comum a Ovace por aspiração de leite, de alimentos ou de pequenos objetos. Deve-se atentar para os seguintes sinais: dificuldade para respirar, chiados, arroxeamento dos lábios, palidez da pele e ansiedade.

A técnica recomendada nesses casos consiste em uma associação de cinco palmadas nas costas seguidas de cinco compressões torácicas realizadas um dedo abaixo da linha entre os mamilos, bem no centro do tórax.

procedimentos de primeiros socorros em bebês responsivos:

- Posicione a criança em decúbito ventral (de bruços), sobre o braço ou a perna do próprio socorrista e com a cabeça mais baixa que o corpo.
- Aplique cinco golpes no dorso, entre a escápulas (veja figura a seguir).
- Retorne a criança à posição dorsal (barriga para cima) e com a cabeça mais baixa, aplique cinco compressões torácicas,

iguais às realizadas na RCP, um dedo abaixo da linha entre os mamilos, bem no centro do tórax (veja figura a seguir).
- Verifique se há algum objeto na boca que possa ser retirado.
- Continue alternando palmadas e compressões torácicas até que o objeto seja expelido.

Etapas da desobstrução das vias aéreas de um bebê.

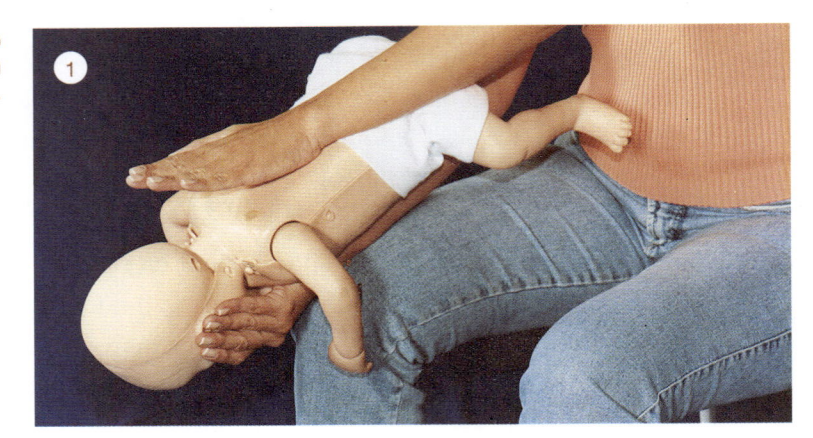

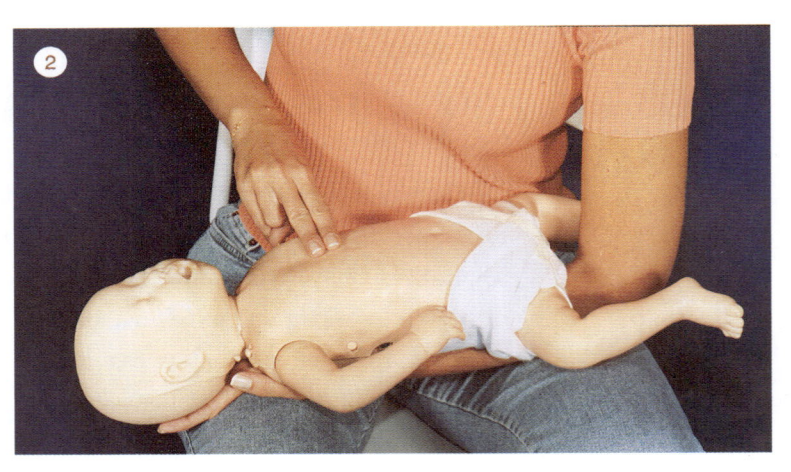

intoxicações

97 intoxicação por medicamentos e outros produtos químicos – aspectos gerais

100 intoxicação por alimentos – aspectos gerais

101 intoxicação por plantas tóxicas – aspectos gerais

Hoje é cada vez maior a variedade de substâncias tóxicas à nossa volta: medicamentos, produtos de limpeza, inseticidas, tintas – tão comuns em casa –, até as drogas, como o álcool, a maconha ou a cocaína.

Agentes biológicos como toxinas de animais peçonhentos, bactérias e plantas tóxicas são menos comuns, mas demandam preocupação pelo seu potencial de causar problemas.

A exposição a esses agentes pode resultar em intoxicação, que é a manifestação dos efeitos adversos dessas substâncias químicas no corpo humano, provocando problemas graves e até mesmo a morte, em poucas horas, caso a vítima não seja socorrida a tempo.

capítulo 12

A gravidade da intoxicação depende da idade e da suscetibilidade do indivíduo, bem como da quantidade, do tipo, do grau de toxicidade e da via de ingestão da substância.

as vias de acesso para a entrada de agentes tóxicos ao corpo humano são:

- Ingestão: pela boca (medicamentos, produtos de limpeza, etc.).
- Inalação: pelo ar inspirado (fumaça, amônia, etc.).
- Absorção: por contato com a pele (plantas, tintas, etc.).
- Injeção: por meio de agulhas ou peçonha (picadas de animais, cocaína, medicamentos, etc.).

suspeite que uma vítima esteja intoxicada quando houver:

- História compatível.
- Alterações de comportamento ou episódio de convulsão.
- Antecedentes médicos ou na história pessoal.
- Caixas de medicamentos, seringas, frascos de bebida, tinta ou outros indícios no ambiente.
- Uso de produtos químicos no ambiente profissional.

Uma vez que o tratamento adequado a cada tipo de agente e de reação da vítima pode ser muito variado e complexo, é importante compreender que o objetivo dos primeiros socorros a vítimas com suspeita de intoxicação é a manutenção da vida até o atendimento médico ser possível.

O reconhecimento dos sinais pode elevar a nossa capacidade de suspeitar de casos de intoxicação e, por essa razão, apresentamos a seguir algumas considerações especiais sobre situações frequentes.

intoxicação por medicamentos e outros produtos químicos – aspectos gerais

como acontece?

A intoxicação por medicamentos pode ocorrer por ingestão excessiva ou pela mistura de vários deles. Medicamentos fora do prazo de validade também podem levar a intoxicação.

A inalação não intencional de inseticidas durante sua aplicação em áreas rurais ou de gases como o monóxido de carbono em ambientes fechados, bem como a ingestão de produtos de limpeza ou o uso de drogas lícitas ou ilícitas de maneira intencional também podem levar a quadros de intoxicação.

Os sinais e os sintomas variam conforme o tipo de agente, a via de contato, a quantidade e concentração do agente e a sensibilidade de cada indivíduo.

atente para o seguinte:

- Um medicamento ou droga administrado por via muscular ou endovenosa (pela veia) tem ação muito mais rápida do que outro ingerido por via oral (pela boca).
- A inalação de um gás tóxico pode levar rapidamente à inconsciência e à parada respiratória, com morte em minutos.
- Crianças e idosos podem reagir de maneira muito negativa e rápida à exposição de agentes tóxicos.

os sinais e sintomas de gravidade que demandam mais atenção são:

- Agitação, sonolência ou inconsciência.
- Sensação de fraqueza.
- Palidez e/ou arroxeamento dos lábios.
- Dificuldade respiratória.
- Parada cardiorrespiratória.

alguns sinais são comuns em caso de ingestão oral de produtos químicos:

- Respiração ou hálito com odor de veneno ou tóxico.
- Dor ou sensação de ardência na garganta e no estômago.
- Vômito.

O uso de drogas, como o álcool, a cocaína ou a maconha, podem, ainda, provocar sinais e sintomas como:

- Agitação motora e agressividade.
- Alucinações.
- Respiração acelerada.
- Batimentos cardíacos acelerados (conhecidos como batedeira ou palpitação).
- Salivação excessiva.
- Suor abundante.

Saiba que o uso combinado de álcool e cocaína, maconha ou outras drogas pode provocar efeitos mais graves do que seu uso individual.

na suspeita de intoxicação, o socorrista deve:

- Providenciar ajuda médica imediata e, se disponível, acionar o serviço de emergência.
- Manter a vítima em posição lateralizada se houver alteração de consciência, para reduzir o risco de aspiração de vômito ou de próteses e alimentos.
- Manter a vítima aquecida.
- Manter atenção na respiração e estar preparado para executar RCP.

- Se possível, levar para o médico a embalagem ou o nome do medicamento suspeito e as informações disponíveis sobre a quantidade ingerida.
- No caso de suspeita de inalação de gás tóxico, o socorrista ainda deve:
  - afastar imediatamente a vítima do ambiente contaminado e levá-la para um local arejado;
  - tomar cuidado para não se transformar também em vítima, expondo-se ao mesmo gás.
- No caso de queimaduras decorrentes do contato de substâncias químicas com a pele, o socorrista deve:
  - lavar a pele da vítima com bastante água (de chuveiro, torneira ou mangueira);
  - retirar as roupas contaminadas pela substância e colocá-las em um saco plástico, identificando-o como material contaminado.
- No caso de haver alucinações, ter atenção, pois a vítima pode ser um risco para si mesma ao tentar fugir do local ou agir com agressividade com as pessoas ao redor.

para prevenir a intoxicação por esses produtos, conheça algumas boas estratégias:

- Utilize medicamentos apenas com orientação médica.
- Guarde os medicamentos em locais fora do alcance das crianças.
- Mantenha os medicamentos sempre nas embalagens, preservando o rótulo, observando o prazo de validade e garantindo condições ideais de armazenamento.
- Mantenha venenos, ácidos, tintas e outras substâncias tóxicas nas embalagens originais e, quando for necessário mudar de frasco, providencie rótulos que identifiquem os produtos.
- Guarde as substâncias tóxicas longe do alcance das crianças.
- Feche o registro de gás após o uso.
- Ao utilizar substâncias tóxicas (querosene, produtos de limpeza, etc.), abra portas e janelas para ventilar o ambiente e reduzir o risco de inalação de gases tóxicos.
- Não deixe o carro ligado em ambiente fechado.

intoxicação por alimentos – aspectos gerais

como acontece?

Mesmo os alimentos que são consumidos diariamente podem provocar intoxicação se estiverem estragados ou contaminados por substâncias químicas. Isso é frequente também com frutas, verduras ou alimentos já processados que ficam fora da geladeira, estejam mal embalados ou fora do prazo de validade.

os sinais e sintomas mais comuns de intoxicação alimentar são:

- enjoo e vômito
- diarreia
- suor abundante e palidez
- febre
- dor abdominal por irritação gástrica ou por cólica intestinal

Na suspeita de intoxicação alimentar, oriente a vítima a buscar ajuda médica imediata, pois a demora no diagnóstico pode prolongar o desconforto e causar mais agravos.

Se houver vômitos que não cessam, oriente a vítima a deitar-se em posição lateral. Nessas situações, a vítima acordada e com bom controle da deglutição deve ingerir líquidos leves e jamais utilizar medicamentos sem orientação médica.

para prevenir a intoxicação alimentar, conheça algumas dicas:

- só consumir produtos que estejam no prazo de validade e com rótulo que identifique o órgão fiscalizador
- conservar alimentos cozidos ou processados na geladeira
- desprezar latas amassadas, enferrujadas, estufadas ou que apresentem espuma ou vazamento
- só comprar e consumir carnes vermelhas ou brancas e frutos do mar que estejam frescos e cuja origem seja conhecida.

intoxicação por plantas tóxicas – aspectos gerais

como acontece?

Algumas plantas tóxicas estão dentro de casa e, algumas vezes, sequer sabemos do risco que elas representam. A planta comigo-ninguém-pode, por exemplo, é encontrada com muita frequência nos jardins ou em vasos. A ingestão dessa planta pode causar edema das mucosas da boca, provocando dificuldade de deglutição. Se o edema for intenso, a vítima corre risco de morte em razão da total obstrução das vias aéreas. Outras plantas tóxicas são: hera, sumagre, carvalho, dedo do diabo e espirradeira.

Hera (1), comigo-ninguém-pode (2), dedo-do-diabo (3), espirradeira (4).

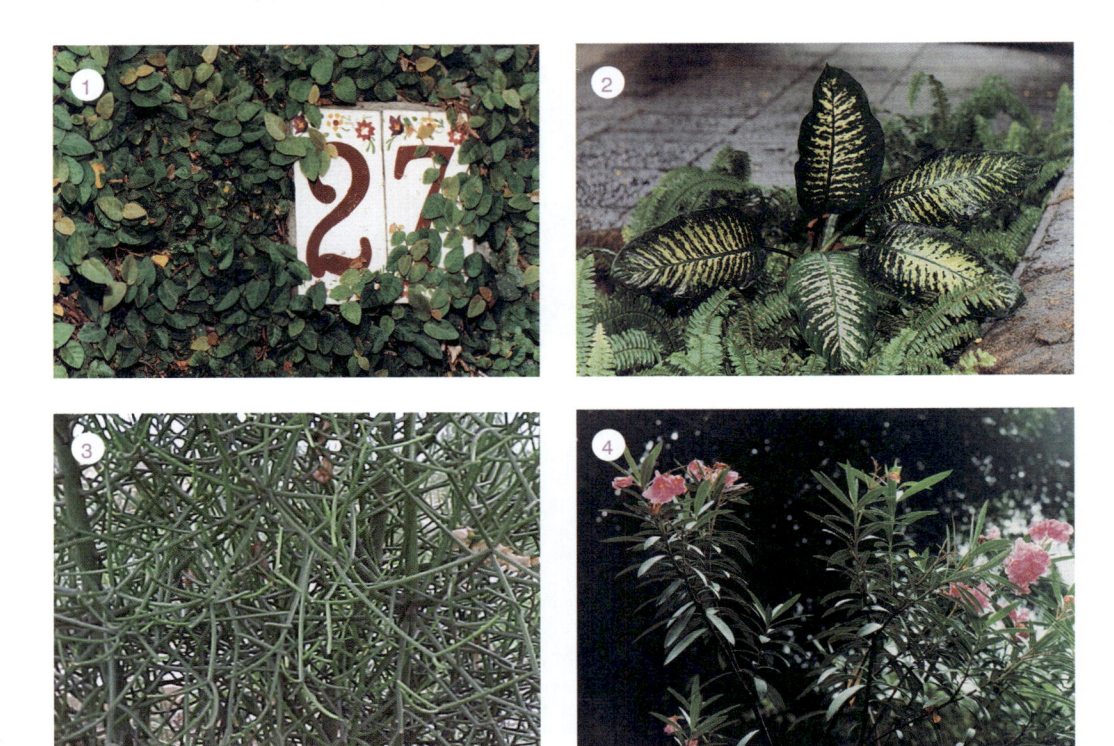

A pessoa não precisa necessariamente tocar nas plantas ou ingeri-las, pois algumas vezes apenas o contato indireto com a seiva pode causar reação. Entre os sinais e sintomas de intoxicação por plantas tóxicas, há:

- alterações na pele: inchaço local, pele quente, seca e avermelhada
- alterações neurológicas: comportamento alterado, inconsciência, convulsões, visão embaçada, pupilas reduzidas
- salivação abundante ou boca muito seca
- dificuldade e dor ao engolir
- vômitos

Na suspeita de intoxicação por plantas, o socorrista jamais deve forçar o vômito. Atente à necessidade das medidas de primeiros socorros mencionados de forma geral para os casos de intoxicação e lembre-se: ajuda médica é essencial.

104 mordeduras de gatos e cachorros – aspectos gerais e primeiros socorros

mordeduras e picadas de animais

105 animais peçonhentos – aspectos gerais e primeiros socorros

115 regras básicas de primeiros socorros às vítimas de acidentes com animais peçonhentos

As picadas de animais peçonhentos podem levar a quadros de intoxicação ou envenenamento, no entanto, até mesmo os animais domésticos podem trazer riscos ao homem.

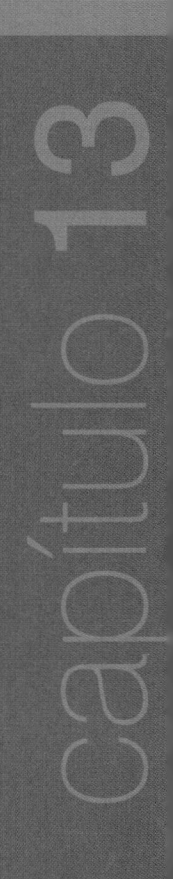

capítulo 13

mordeduras de gatos e cachorros – aspectos gerais e primeiros socorros

Os acidentes com animais domésticos, como cachorros e gatos, podem gerar ferimentos com sangramento de gravidade variável que, em primeiros socorros, demandam uma boa limpeza com água e sabão, seguida de uma cobertura com curativo seco. Nos acidentes com mordeduras mais graves e múltiplas, além desses cuidados, é preciso estar atento à ocorrência de choque.

No entanto, mesmo considerando que o risco de contrair raiva em decorrência de mordida ou arranhadura do animal seja baixo, é fundamental que a vítima seja encaminhada ao cuidado médico para as providências de orientação, acompanhamento e profilaxia, com vacinação, se indicado. Essa ação é ainda mais relevante se o animal for sabidamente portador de raiva, desaparecer ou morrer em seguida.

Se possível, após o acidente envolvendo mordedura, o animal deve ser confinado e observado por dez dias. Se nesse período ele não manifestar sinais da doença, pode ser solto.

pode-se reconhecer um animal raivoso quando ele:

- Demonstra alteração no comportamento.
- Apresenta salivação espumosa.
- Fica impossibilitado de comer e de beber.
- Repele a claridade.
- Morre no período de cinco a sete dias após ter contraído a doença.

A mordedura ou arranhão por animais silvestres (morcegos, macacos, raposas e roedores, entre outros), bem como de animais de interesse econômico e sob criação em fazendas (bovinos, equinos e outros), sempre deve ser considerada grave e receber os mesmos cuidados já descritos, com lavagem do ferimento, cobertura seca e encaminhamento ao hospital para avaliação.

animais peçonhentos – aspectos gerais e primeiros socorros

Animais peçonhentos são aqueles que têm aparelho inoculador de veneno, capaz de injetar essa substância no corpo humano e no corpo de outros animais. São exemplos de animais peçonhentos que causam acidentes com o ser humano: cobras, aranhas, escorpiões, vespas e abelhas.

O animal venenoso é aquele tem veneno, porém, não tem aparelho inoculador (por exemplo, aranha caranguejeira e seus pelos urticantes). Na prática, no entanto, ambos os termos são usados, incorretamente, para designar o mesmo grupo de animais.

Esse tipo de acidente é comum em áreas urbanas e rurais e, muitas vezes, em comunidades rurais, os ferimentos são tratados com medidas caseiras e pouco confiáveis.

acidentes com cobras – aspectos gerais

Em nosso país, os acidentes com cobras são comuns principalmente nos meses quentes e durante o período diurno. A picada de cobras não venenosas não provoca manifestações gerais, mas pode causar alterações locais, como dor moderada e, eventualmente, discreto inchaço. A picada de uma cobra venenosa pode levar a vítima à morte, caso não sejam tomadas as providências necessárias imediatamente.

Para as pessoas que circulam em locais sujeitos à presença de cobras, pode ser interessante descrever algumas características que possibilitam identificar se uma cobra é venenosa ou não:

COBRA VENENOSA	COBRA NÃO VENENOSA
Cauda curta e grossa, com afinamento brusco.	Cauda longa, com afinamento progressivo.
A cabeça se destaca bem do corpo, tem forma triangular e as escamas são semelhantes às do corpo.	A cabeça é o prolongamento do corpo, tem forma oval e as escamas são mais alargadas e diferentes das do corpo.
Apresenta um par de dentes em forma de agulha, inclusive com a presença de bolsa para o veneno. (bolsa para o veneno)	Os dentes são do mesmo tamanho e seu formato é regular.
A fosseta loreal se localiza entre os olhos e a narina (a única cobra venenosa brasileira que não tem fosseta loreal é a coral verdadeira).	Não tem fosseta loreal.

As cobras venenosas mais comuns no Brasil se dividem em quatro grupos. Algumas de suas características e dos sinais e sintomas provocados por seu veneno podem ser observados nos quadros a seguir.

botrópico (bothrops)

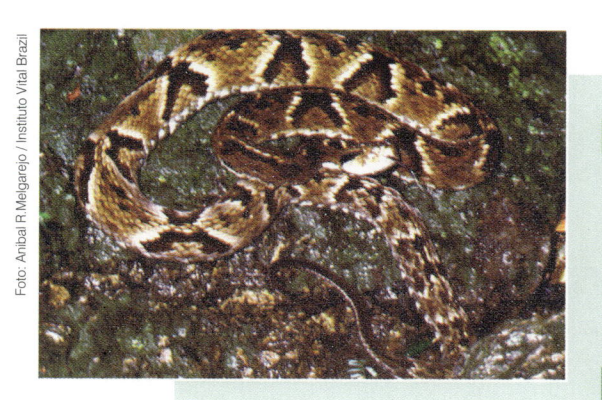

grupo
Fazem parte desse grupo as cobras caiçaca, jararaca, jararaca-grão-de-arroz, jararaca-de-barriga-preta (ou cotiara), jararaca-pintada (ou boca-de-sapo), jararacuçu e urutu (ou rabo-de-porco).

características
Geralmente têm mais de um metro de comprimento. A jararaca é a principal responsável por grande número de acidentes, pois existe em abundância em todo o País e vive em lugares onde é comum a presença humana, especialmente nos locais úmidos.

sinais e sintomas da vítima
- **reações locais**: dor persistente, que vai aumentando; inchação e vermelhidão no local da picada; arroxeamento, podendo aparecer bolhas, abscessos ou necrose de tecidos
- **face**: normal
- **sangue**: incoagulável (nos casos graves)

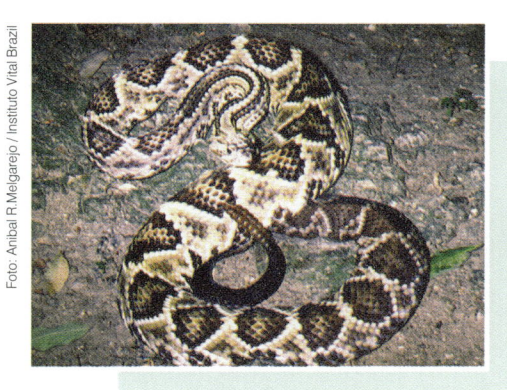

crotálico (crotalus)

grupo
A mais conhecida desse grupo é a cobra cascavel (ou boicininga).

características
A cascavel pode alcançar mais de um metro de comprimento. Tem um chocalho na ponta da cauda e é encontrada em todo o Brasil, com exceção da Floresta Amazônica.

sinais e sintomas da vítima
- **reações locais**: a dor no local da picada é pouco comum e pouco intensa; a região afetada permanece normal ou mostra pequeno aumento de volume e sensação de formigamento
- **face**: pálpebras superiores caídas ou semicerradas (neurotóxica); diminuição ou perda da visão
- **corpo**: podem ocorrer dores musculares, particularmente na região da nuca
- **urina**: diminuição do volume; coloração escura (em casos graves)

elapídico (micurus)

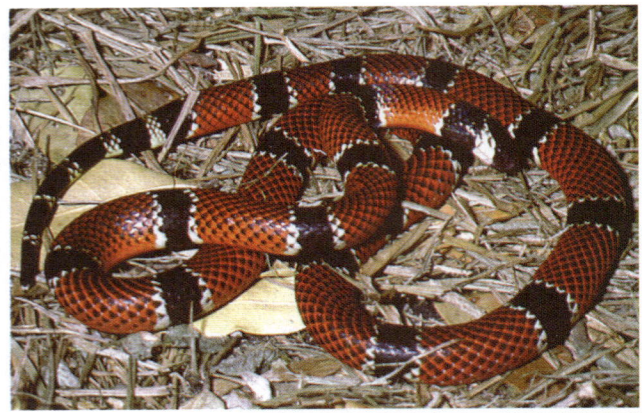

grupo
A mais conhecida desse grupo é a coral verdadeira.

características
Tem entre 70 cm e 80 cm de comprimento e é encontrada em todo o Brasil, sendo responsável por 1% dos casos registrados no país. Seu veneno é muito potente e tem ação bastante rápida.

sinais e sintomas da vítima
- **reações locais**: em geral, não há dor ou outra reação no local da picada; apenas sensação de adormecimento, que se difunde para a raiz do membro atingido
- **face**: pálpebras superiores caídas ou semicerradas (neurotóxica); salivação grossa; dificuldade para engolir e, às vezes, também para falar

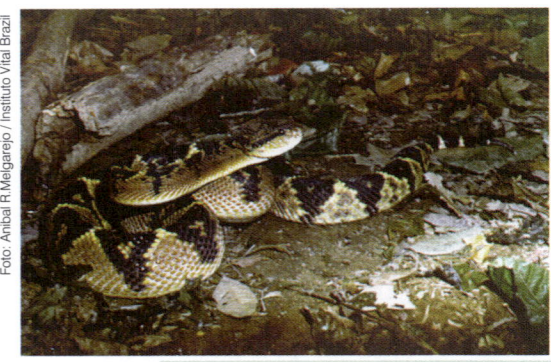

laquético (lachesis)

grupo
Fazem parte desse grupo as cobras surucucu, surucutinga e surucucu-pico-de-jaca.

características
São as que apresentam maior tamanho, chegando a atingir mais de quatro metros de comprimento. Costumam ser encontradas nas florestas litorâneas do Rio de Janeiro e em todo o vale amazônico.

sinais e sintomas da vítima
- **reações locais**: dor persistente, que vai aumentando; inchação e vermelhidão no local da picada; arroxeamento, podendo aparecer bolhas, abscessos ou necrose de tecidos
- **face**: normal
- **sangue**: incoagulável (nos casos graves)

É muito comum que a vítima não consiga fornecer informações suficientes sobre o animal, a ponto de permitir sua identificação. Também não cabe ao socorrista identificar o tipo de cobra ou capturá-la. O foco do socorrista deve ser sua segurança e a da vítima. O melhor que se pode fazer é descrever os sinais e os sintomas para que se possa identificar o tipo de veneno.

Acidentes com serpentes podem ser evitados se algumas precauções forem tomadas.
- Mantenha sua residência livre de entulhos.
- Em ambientes rurais, use botas, sapatos fechados ou botinas, sempre de cano alto.
- Não coloque a mão em buracos na terra, em madeira oca ou qualquer local em que não haja visibilidade, principalmente em tocas de animais e cupinzeiros, nem em montes de pedras, matagais e montes de folhas secas, que podem ser locais propícios para ninhos de cobra.
- Antes de ultrapassar troncos caídos ou andar por barrancos ou margens de rios e lagos, examine o local, antes de avançar.
- Se reside, trabalha ou frequenta áreas de muita vegetação, é importante buscar informações sobre serviços de saúde próximos que contem com soro antiofídico.

acidentes com escorpiões – aspectos gerais

Os escorpiões são animais da família das aranhas. São aracnídeos que vivem junto a lixo, entulho, troncos de árvore, pedras, frestas de muros ou onde houver umidade. De hábitos noturnos, os escorpiões saem para caçar animais vivos, dos quais se alimentam. Alcançaram importância diante do alto número de acidentes ocorridos nos centros urbanos e pela gravidade dos sinais e sintomas, principalmente em idosos e em crianças.

Os escorpiões que mais causam acidentes no Brasil são os escorpiões amarelo e marrom, e o primeiro tem o veneno com maior toxicidade e é capaz de provocar sintomas de maior intensidade.

escorpião

características

Dentre as muitas espécies, no Brasil a que mais ataca é a do gênero *Tityus* (lacraus). De vida noturna, esse tipo de escorpião se esconde durante o dia sob troncos de árvores, pedras, frestas de muros, mas também se adapta ao ambiente doméstico.

sinais e sintomas da vítima

- dor intensa no local da picada, podendo espalhar-se pelo corpo (nos casos mais graves, pode durar até oito horas)
- náuseas, vômitos, diarreia, dor na "boca do estômago", vontade constante de urinar, dificuldade para respirar, palidez e suor intenso
- às vezes, salivação abundante e dificuldade para falar

atenção: há risco de vida nas primeiras 24 horas após a picada.

acidentes com aranhas – aspectos gerais

Mesmo com baixa mortalidade, esse tipo de acidente tem importância diante da possibilidade de lesões graves e por acontecerem mesmo em áreas urbanas e no período diurno durante todo o ano.

As aranhas que despertam interesse por causa do maior número de acidentes que provocam são a aranha-armadeira, com mais de 60% dos casos; a aranha-marrom; a viúva-negra, ou flamenguinha; a aranha-de-jardim; as aranhas-caranguejeiras.

Acidentes com escorpiões e aranhas podem ser evitados se algumas precauções forem tomadas.

- Em locais de risco, antes de calçar sapatos ou vestir roupas, avalie se não há presença desse tipo de animal.
- Mantenha jardins e quintais bem limpos, com a grama aparada e sem restos de materiais de construção (telhas, tijolos, madeiras).

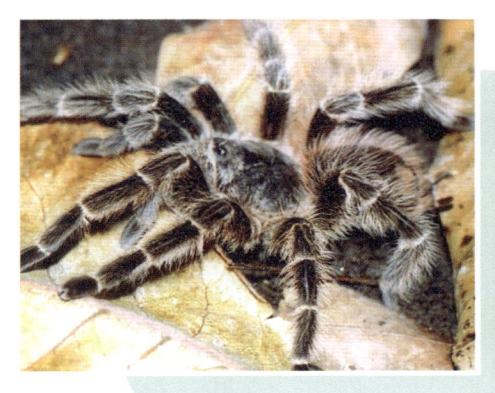

aranha-caranguejeira

características

Esse tipo de aranha, assim como a tarântula (aranha-de-grama), não é considerado perigoso. Errante e solitária, costuma ser encontrada em galerias no solo.

sinais e sintomas da vítima
- coceira intensa na pele

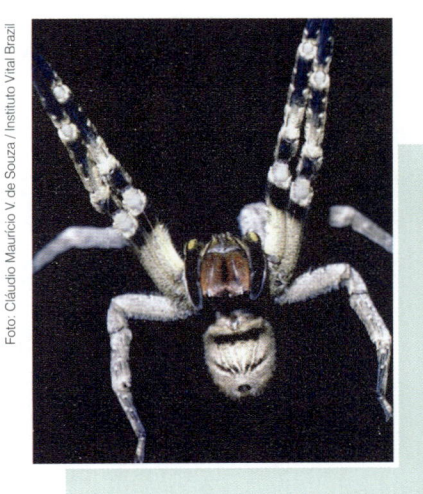

aranha-armadeira

características

Venenosa, é responsável pela maioria dos acidentes graves provocados por aranhas no Brasil. Pode ser encontrada com frequência nas bananeiras e em lugares úmidos. Muitas vezes invade ambientes domésticos, onde se esconde dentro de sapatos ou atrás de cortinas.

sinais e sintomas da vítima
- dor intensa e imediata no local da picada
- aumento de pressão, suor abundante, agitação, visão turva, vômitos e salivação (em casos moderados)
- diarreia, diminuição dos batimentos cardíacos, queda da pressão arterial, dificuldade para respirar, convulsões, podendo chegar ao choque (em casos graves e geralmente com crianças)

aranha viúva-negra

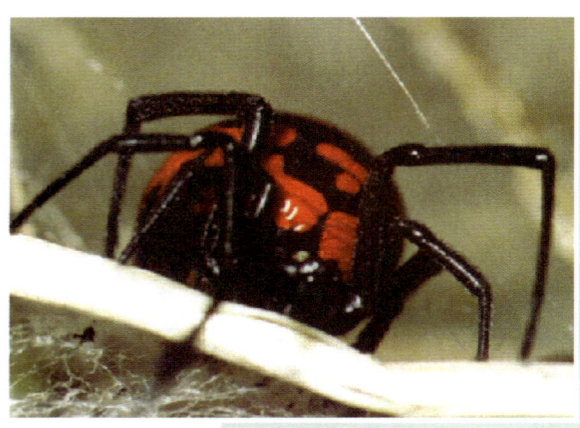

características

Não é agressiva e, quando molestada, deixa-se cair no chão, imóvel, simulando a morte. Pequena, trata-se de uma aranha não muito comum, mas de veneno tóxico.

sinais e sintomas da vítima

- elevação avermelhada no local da ferroada
- dor, formigamento, coceira e, às vezes, sudorese

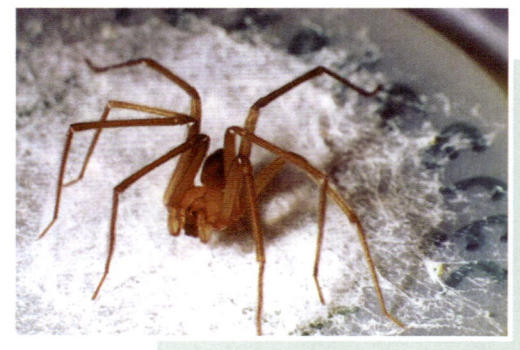

aranha-marrom

características

Não é agressiva. Só pica se não houver possibilidade de fuga – por exemplo, quando fica espremida entre o corpo e a roupa de uma pessoa. De hábitos noturnos, é mais comumente encontrada em meio a tijolos ou telhas.

sinais e sintomas da vítima

- dor e "queimação" no local afetado, depois de passado algum tempo da picada
- surgimento de áreas hemorrágicas intercaladas com placas marmóreas.
- febre, anemia aguda e icterícia
- urina escura (em casos graves)

- Evite plantar bananeiras ou folhagens muito espessas perto das residências.
- Solicite aos responsáveis pelos terrenos abandonados nos arredores de locais habitados, tanto sua limpeza quanto conservação.

▸ Proteja as soleiras das portas com rolos de pano preenchidos com areia e feche as janelas no fim da tarde, pois aranhas conseguem subir em paredes ásperas e costumam entrar nas residências ao entardecer.

acidentes com abelhas – aspectos gerais

Os acidentes com abelhas são muito comuns e, em geral, não trazem muitos problemas. O veneno das abelhas possui inúmeras substâncias ativas potentes que podem levar a manifestações locais e por todo o corpo, dependendo da sensibilidade de cada indivíduo e do número de picadas recebidas.

A sensibilidade diz respeito à resposta imunológica do indivíduo. Na prática, uma pessoa pode nem saber que é alérgica a algum dos componentes do veneno da abelha e vem a descobrir apenas após a picada e a ocorrência de sinais e de sintomas. Por outro lado, um indivíduo pode tornar-se sensibilizado a um dos componentes após ter sido picado uma primeira vez e só descobrirá a partir da reação alérgica desencadeada por uma segunda picada.

As manifestações após picada(s) de abelha podem ser de natureza:

alérgica:

como no caso de um indivíduo não sensibilizado, que apresenta apenas quadro local com dor, inchaço, vermelhidão e calor local, que podem durar várias horas. São as mais frequentes e, geralmente, compressas geladas aliviam muito os sintomas;

anafilática:

como no caso do indivíduo já sensibilizado, que pode apresentar sinais e sintomas sistêmicos (urticária, vermelhidão diarreia e cólicas) e com risco de morte em alguns minutos, como dificuldade respiratória por edema de glote e rápida evolução para parada cardiorrespiratória. Nesses casos, esteja preparado para realizar RCP;

tóxica: em decorrência de acidente com múltiplas e simultâneas picadas, como num ataque por um enxame (cem ou mais picadas em um adulto). Caracteriza-se por dor, coceira, e inchaço generalizado, agitação e dificuldade respiratória que pode evoluir para parada respiratória e cardíaca. Atente para a necessidade de RCP.

A área da picada por abelha pode ter um círculo mais claro, circundado por um halo avermelhado. O ferrão deve estar na área clara e sua rápida remoção é benéfica, pois impede o aprofundamento e a inoculação do restante do veneno contido nele. O ferrão deve ser empurrado para fora com a ajuda de movimentos próximos à pele, de baixo para cima. Não use pinças, o dedo ou nada que comprima o ferrão e sua bolsa de veneno.

A abelha e seu ferrão.

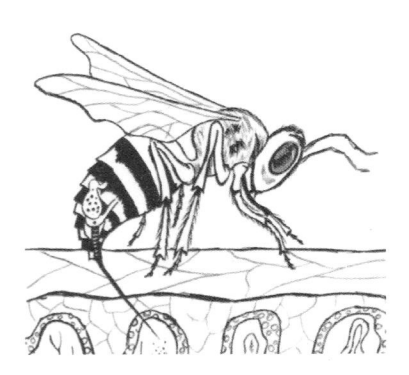

regras básicas de primeiros socorros às vítimas de acidentes com animais peçonhentos

- Garantir sua segurança para evitar um acidente enquanto o animal estiver próximo.
- Remover a vítima do local de risco, colocando-a em um ambiente seguro.
- Manter a vítima deitada e em repouso. Se houver edema nas pernas ou nos braços, mantê-los elevados.
- Retirar anéis e adornos para evitar que o edema provoque garroteamento e dificuldade circulatória.
- Lavar o ferimento com água e sabão e cobrir com tecido limpo seco ou gazes secas, se possível.
- Atente para a necessidade de realizar RCP.
- Transportar rapidamente para o hospital ou acionar o serviço de emergência disponível (o que for mais rápido).
- Informar à equipe do atendimento hospitalar todos os detalhes disponíveis sobre o acidente (características do animal, tempo desde a picada, sinais e sintomas e sua evolução, procedimentos já realizados, etc.).

o que não se deve fazer diante de um acidente com animal peçonhento ou venenoso

- Garroteamento do membro para conter o avanço do veneno pelo corpo.
- Cortes no local da picada na tentativa de drenar o veneno para fora do corpo.
- Sucção no local da picada na tentativa de aspiração do veneno.
- Colocar gelo sobre o local da picada.
- Colocar produtos químicos ou orgânicos sobre o local da picada.
- Injetar soro ou água no local da picada do animal.

ps

transporte de pessoas acidentadas

118 transporte em maca

120 transporte sem maca

A vítima de um acidente pode ter seu estado agravado se não forem tomados cuidados mínimos e essenciais em seu transporte para atendimento médico. Diante da necessidade de transportar a vítima para atendimento médico, o socorrista deve sempre considerar o acionamento do serviço de emergência (Samu, Bombeiros ou serviço municipal). Se não houver essa disponibilidade, alguns cuidados especiais são importantes.

O atendimento e o transporte de uma vítima em situação de urgência devem ser realizados preferencialmente por uma equipe do Samu, dos bombeiros ou do serviço de emergência disponível na localidade.

Quando o serviço de emergência já foi acionado, cabe ao socorrista prestar os primeiros socorros já discutidos para cada situação e manter a vítima em repouso no local onde foi encontrada, se não houver riscos. A vítima só deve ser retirada do local se isso não agravar sua situação ou se for fortemente recomendado, como em casos de desabamento, explosão, incêndio, intoxicação ou picada de animal.

Diante da necessidade de transportar uma vítima até o hospital e na ausência de um serviço de emergência disponível (Samu, bombeiros ou serviço municipal), o socorrista deve considerar algumas opções para improvisação. Cada situação apresentada pode requerer uma técnica diferente, por exemplo, na suspeita de lesão na coluna, a imobilização completa ainda no local do acidente e o transporte em maca rígida podem ser necessários.

Há várias maneiras para se transportar um acidentado. Tudo vai depender do estado em que ele se encontra, das condições locais, da presença ou não de mais de um socorrista.

transporte em maca

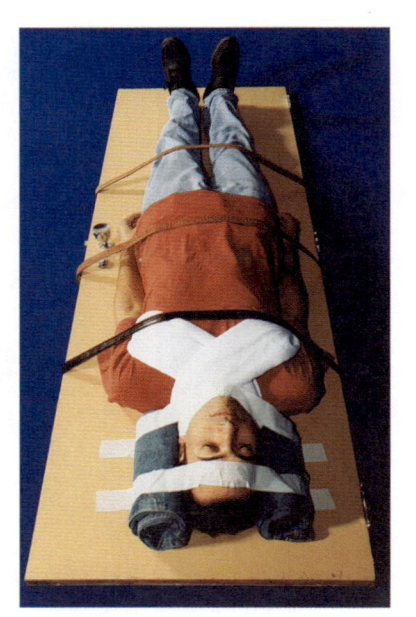

A maca é a melhor forma de transportar vítimas de acidente com suspeita de lesão na coluna, vítimas inconscientes ou que não devem fazer esforços.

Uma maca pode ser improvisada com cabos de vassoura, galhos firmes de árvores, varas, tábuas de madeira e até com uma porta, que é uma boa forma de improvisar em caso de vítima com suspeita de lesão na coluna. Veja como fazer alguns desses tipos de macas:

Maca improvisada com uma porta.

- pegue paletós ou camisas, enfie as mangas para dentro, abotoe-os inteiramente e passe os cabos pelas mangas
- consiga cobertores, toalhas, colchas ou lençóis e enrole o tecido em torno dos cabos (ou dobre as laterais do tecido sobre eles)
- usando sacos de estopa, de aniagem ou náilon trançado, enfie um cabo em cada lateral do saco
- pegue cintos, cordas ou tiras largas de tecido e amarre-os ao dois cabos, um em cada lateral

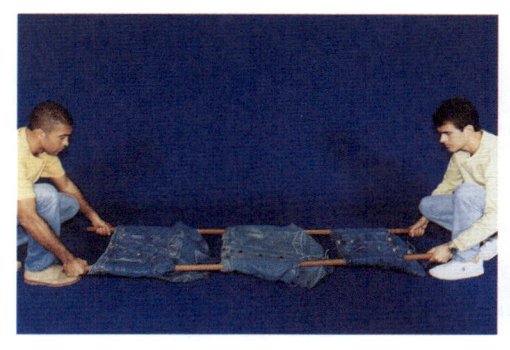

Maca feita com três jaquetas e dois cabos de vassoura.

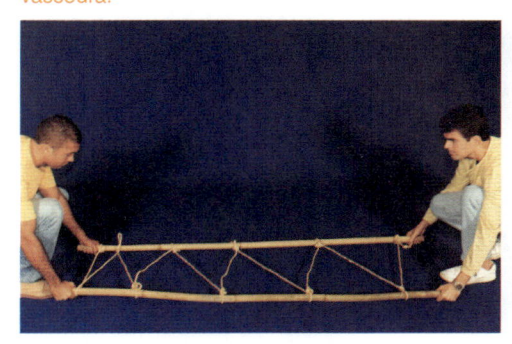

Maca feita com corda e duas varas resistentes.

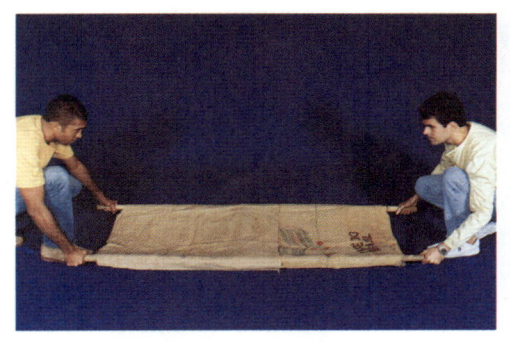

Maca feita com sacos de aniagem e duas varas resistentes.

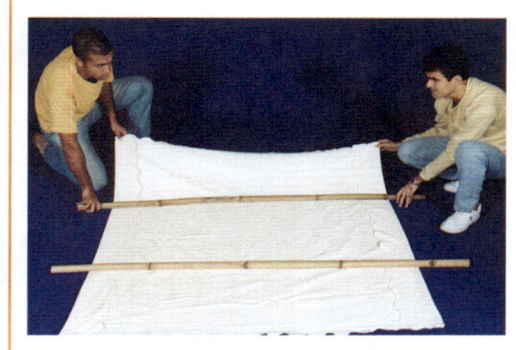

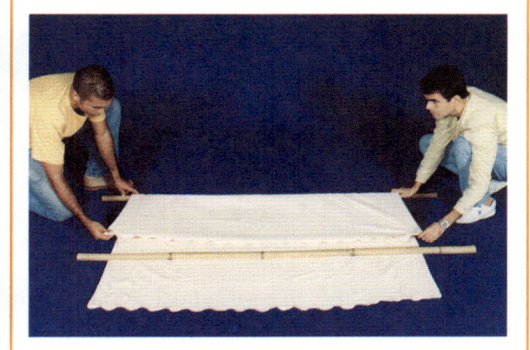

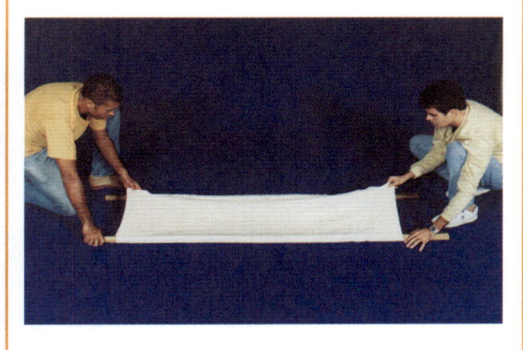

Etapas da confecção de maca feita com uma colcha e duas varas resistentes.

transporte sem maca

Na impossibilidade do uso de maca ou padiola e sendo vital a remoção de uma pessoa acidentada, o transporte terá que ser feito de outra maneira, porém tomando-se todos os cuidados para não agravar seu estado.

Caso esteja sozinho, o socorrista pode transportar a vítima de uma das formas descritas a seguir.

transporte de apoio

Esse é um recurso a ser adotado quando o acidentado está consciente e tem apenas ferimentos leves:
- Passar um dos braços da vítima em torno do seu pescoço.
- Colocar um de seus braços em torno da cintura da vítima e segurá-la pelo punho. Dessa forma, a vítima pode caminhar apoiada no socorrista.

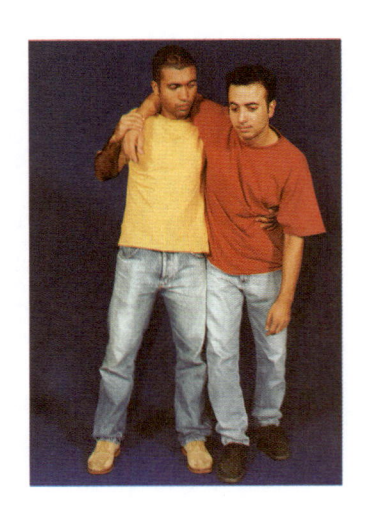

transporte nas costas

- De costas para a vítima (que deve estar de pé), passar os braços dela em torno do seu pescoço.
- Com seu corpo um pouco inclinado para a frente, levantá-la e carregá-la.

Se a pessoa tiver condições de se firmar no tronco do socorrista, ele poderá usar os braços para segurá-la pelas pernas, o que proporciona maior firmeza durante o transporte.

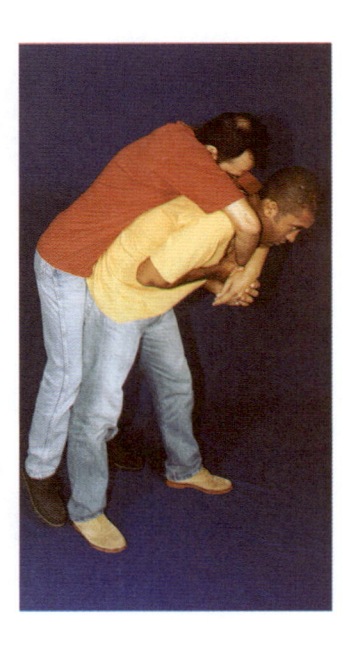

transporte nos braços

Nesse caso, para transportá-la, o socorrista deve:

▸ Colocar um braço sob os joelhos e o outro em torno da parte superior do tórax da vítima e levantá-la. Quanto mais alta for a posição da vítima no colo do socorrista, menos ele vai se cansar.

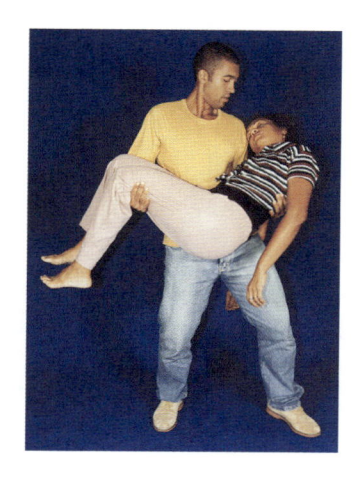

transporte de bombeiro

Esse é um recurso adequado para o transporte de pessoas inconscientes. Num caso assim, o socorrista deve:

▸ Colocar a vítima deitada de barriga para baixo. (1)
▸ Ajoelhar-se de frente para ela e levantá-la por baixo dos braços. (2)
▸ Já em pé, inclinar-se para a frente, pegar a vítima por um braço e uma perna e, num impulso, colocá-la sobre seus ombros. (3)
▸ Transportá-la com firmeza, segurando, com um de seus braços, as pernas e o braço da vítima. (4)

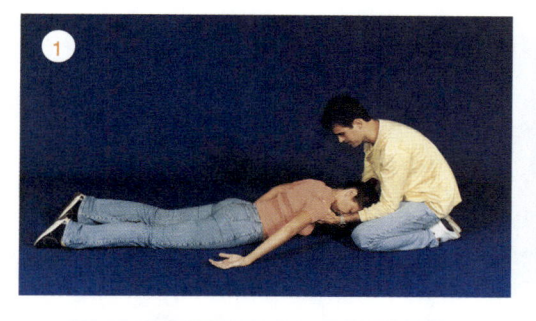

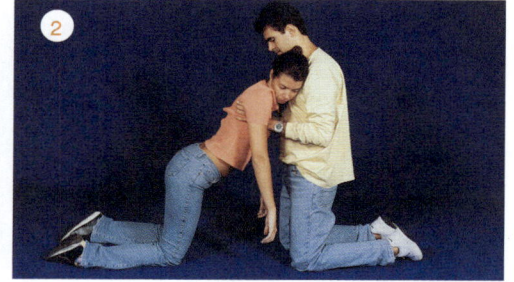

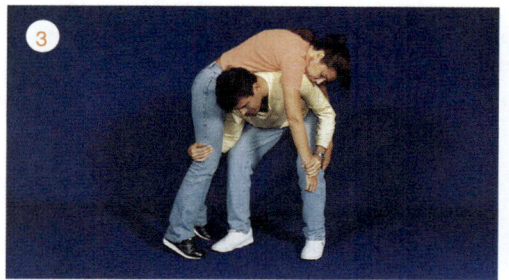

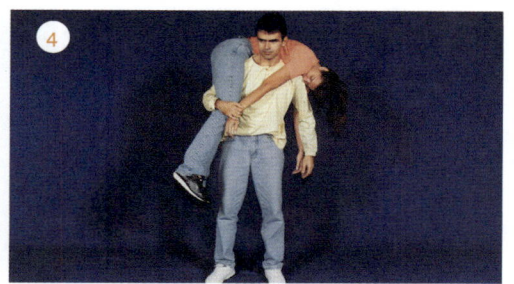

transporte de arrasto

Nesse caso, o socorrista deve:
- Deitar a pessoa acidentada sobre uma lona ou lençol.
- Juntar as pontas do pano próximas à cabeça da vítima, segurá-las acima do nível do chão e ir puxando.

Também é possível segurá-la pelas axilas e ir puxando-a. Mas, como isso causa um desconforto maior, só deve ser feito se no local não se conseguir a lona, o lençol ou algo do gênero.

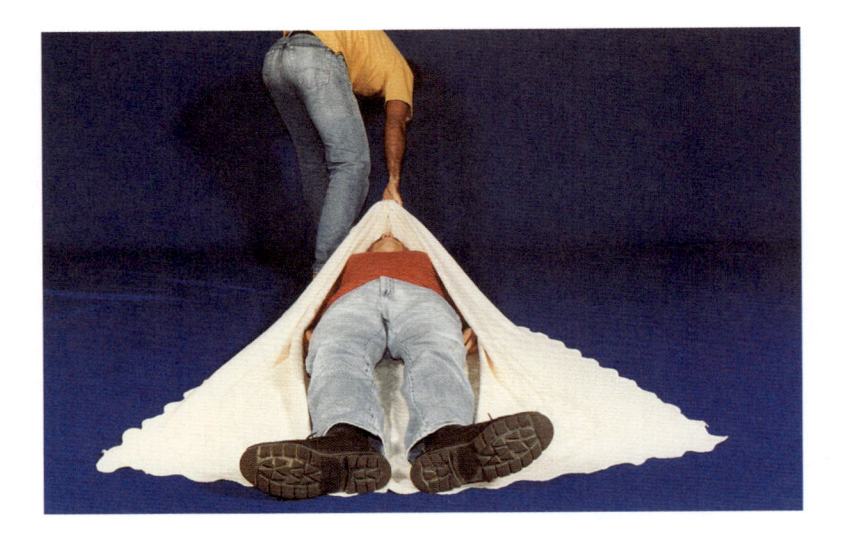

Se houver dois socorristas no local, vale usar outras técnicas de transporte, como as mostradas a seguir.

transporte em cadeirinha

- Com os braços, os socorristas formam um pequeno assento para a vítima, que deverá se manter segura envolvendo os ombros deles.

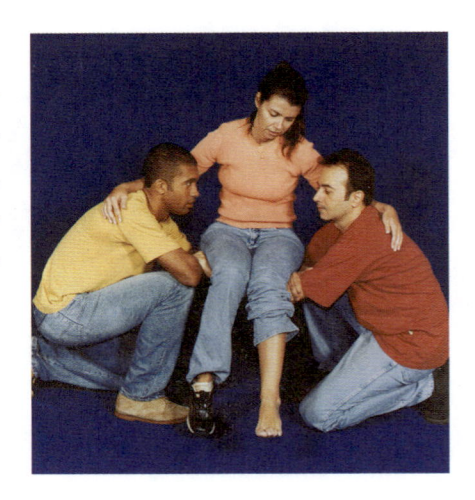

transporte pelas extremidades

▸ Um socorrista segura a vítima por debaixo dos braços e o outro pelas pernas.

Esse tipo de transporte só deve ser feito se não houver suspeita de fraturas na coluna ou nos membros da vítima.

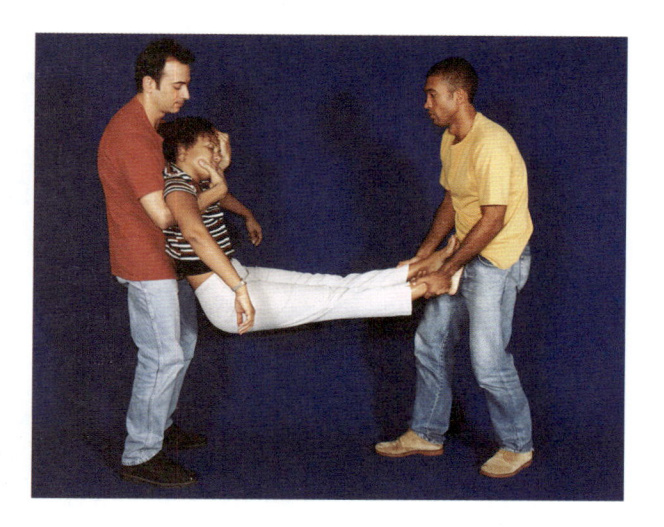

transporte por cadeira

▸ Sentar a vítima em uma cadeira.
▸ Um socorrista segura a cadeira pelas pernas e o outro pelo encosto.

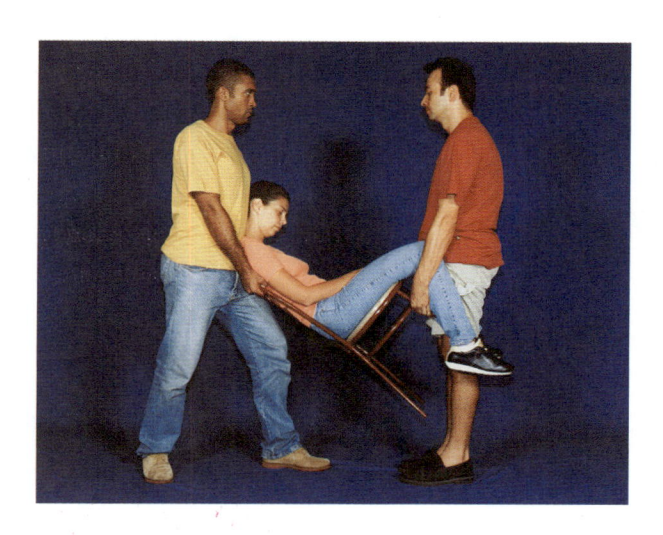

transporte em rede

- Deitar a vítima, de barriga para cima, em uma rede, lona ou um lençol.
- Amarrar as extremidades do pano em um cabo de vassoura ou outro pedaço de madeira.
- Cada socorrista coloca sobre o ombro uma ponta do cabo de vassoura e, assim, a vítima é carregada.

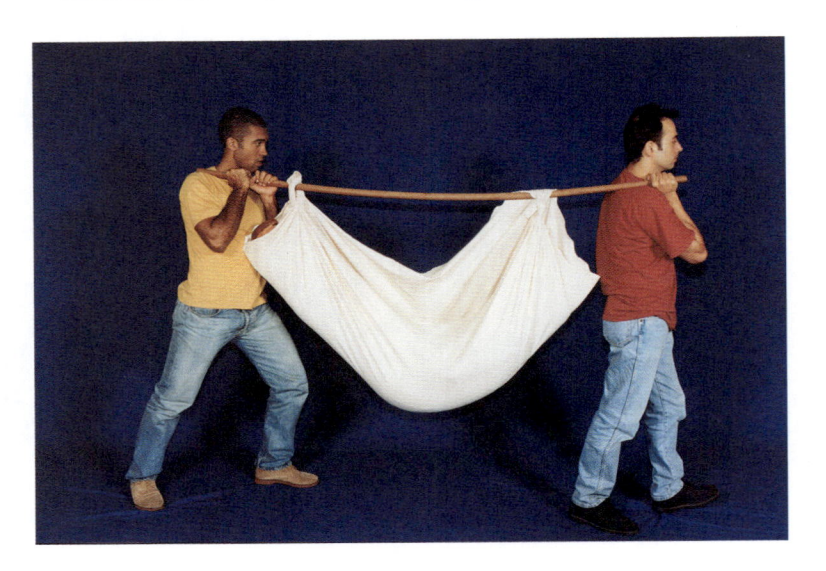

transporte no colo

Essa forma de transporte é indicada para a vítima de suspeita de trauma na coluna na impossibilidade de se improvisar uma maca rígida com uma porta ou tábua de madeira. A técnica demanda a presença de três socorristas.

- Estando a vítima deitada de barriga para cima, os três socorristas se ajoelham ao lado dela: um próximo à extremidade superior do corpo, outro no meio e o terceiro próximo aos pés. (1)
- Depois, pegando a vítima por baixo, a um só tempo, os três a carregam junto ao tórax. (2, 3, 4)

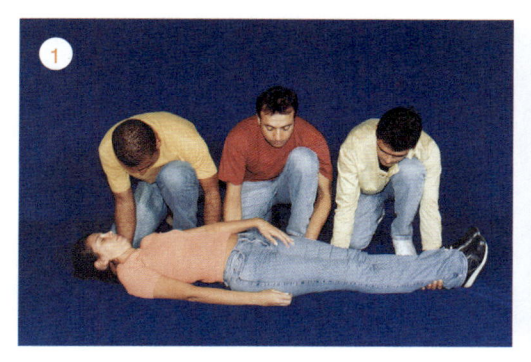

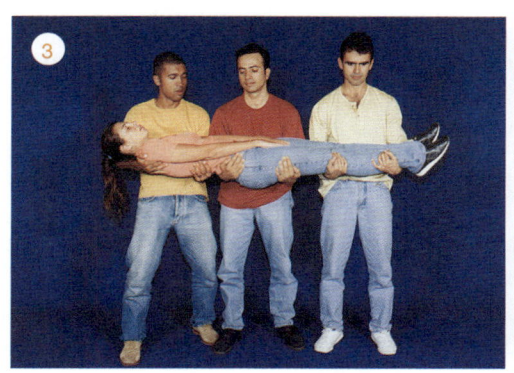

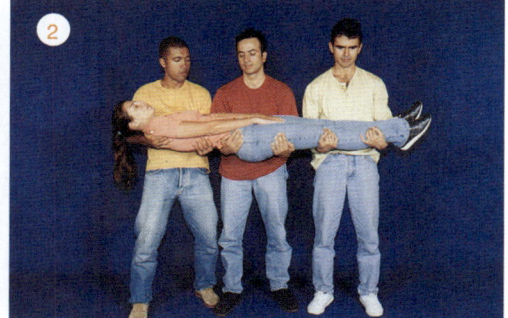

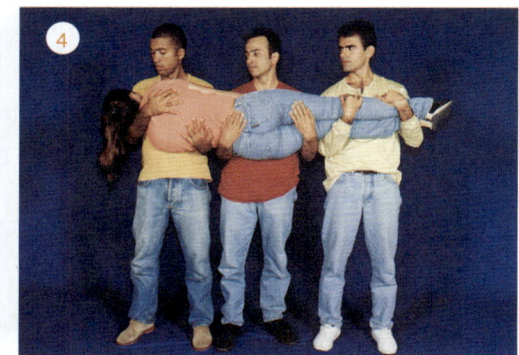

transporte em maca rígida

Para transportar para a maca uma pessoa com indícios de lesão na coluna ou no quadril, são necessários quatro socorristas.

como proceder:

- Um socorrista segura exclusivamente a cabeça da vítima, mantendo-a imobilizada e alinhada ao corpo. Ao mesmo tempo, outro socorrista imobiliza a coluna com um cobertor dobrado (colcha ou toalha também servem) que passa por trás do pescoço e tem suas pontas cruzadas pelo tórax e presas embaixo dos braços da vítima, que devem ficar ao longo do corpo. (1)
- Enquanto o primeiro socorrista mantém imóvel e alinhada a cabeça da vítima, o segundo e o terceiro seguram-na pelos ombros e pelo quadril, cuidando para que as pernas também fiquem

alinhadas, e rolam-na lentamente para o lado em que estão. O quarto socorrista inclina a maca de modo que a vítima seja posicionada nela com um mínimo de movimentação. Assim que a vítima estiver em posição segura, a maca é descida para o solo. (2)

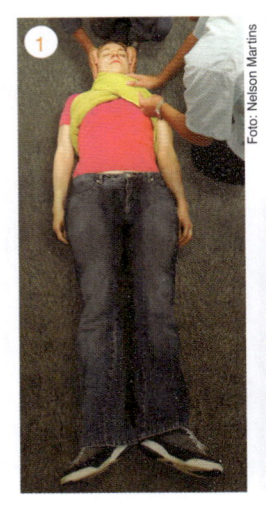

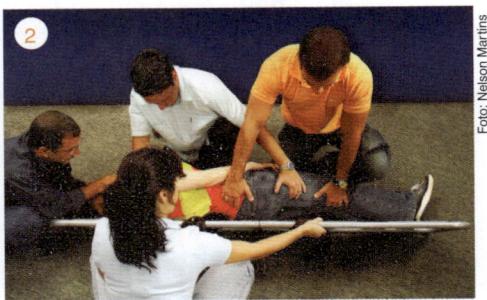

▶ Para realizar o transporte da vítima na maca, é necessário finalizar a imobilização da cabeça. Para isso, coloca-se um pano enrolado de cada lado e estabiliza-se a cabeça com fita adesiva. (3) Também é fundamental prender o corpo da vítima na maca para preservar sua segurança. (4)

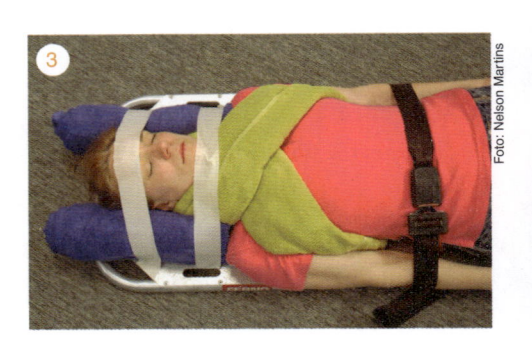

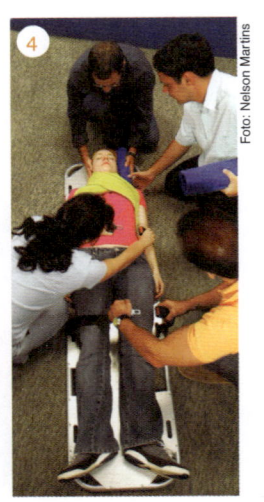

acidentes de trânsito

128 promovendo sua própria segurança e a segurança no local

130 acionamento dos serviços de urgência

131 primeiros socorros

133 prevenção de acidentes de trânsito

Quando a vítima de trauma por acidente de trânsito é atendida em um hospital na primeira hora após o acidente, aumentam suas chances de sobreviver. Portanto, quando alguém depara com um acidente desse tipo, deve ter três objetivos em mente:
- Promover sua segurança e a segurança no local.
- Acionar o serviço de emergência.
- Prestar os primeiros socorros considerando os princípios de priorização.

capítulo 15

promovendo sua própria segurança e a segurança no local

Quando ocorre um acidente que envolve veículos, vários cuidados simultâneos precisam ser tomados na abordagem e na proteção do local para que não haja novos acidentes. Para evitar que o socorrista se torne mais uma vítima e para que mais pessoas não sejam envolvidas no evento, observe alguns cuidados importantes.

avalie a cena do acidente antes de se aproximar, verificando se há riscos de novos acidentes ou de possível agravamento dessa situação. Informe tudo o que observou ao serviço de emergência. Considere o seguinte:

- A via tem muito movimento de veículos?
- Há risco de explosão por vazamento de combustível?
- Há risco de desabamento ou de queda de postes?
- Há risco de descargas elétricas por queda de postes da rede elétrica?
- Há envolvimento de caminhões de carga com produtos perigosos (produtos químicos)?
- Sobre as vítimas: Elas estão se mexendo? Elas ainda estão no interior do automóvel? Houve atropelamento?
- São múltiplas vítimas envolvidas (muitos automóveis ou envolvimento de ônibus e vans)?

se você for a primeira pessoa a visualizar o acidente e se estiver num automóvel, atente a alguns cuidados ao decidir prestar ajuda

- Se a cena parecer segura, pare no acostamento ANTES do veículo acidentado a uma distância mínima de 15 metros, com o pisca-alerta ligado e os faróis acesos. Atenção: nenhum veículo deve parar junto ao carro acidentado, nem mesmo o veículo do socorrista.
- Se a cena parecer insegura, porém, é possível ultrapassar o local do acidente e seguir adiante, para, então, ir até um local

seguro para obter ajuda, por exemplo, o posto policial mais próximo ou até mesmo o telefone de emergência da rodovia.
- Se a cena parecer insegura, como em casos de incêndio, de vazamento de combustível, de fios de alta tensão que estejam caídos, a distância a manter é de pelo menos 50 metros antes do veículo acidentado.

se houver fumaça que impeça a visualização do caminho, jamais tente prosseguir em meio à fumaça

antes de qualquer providência com a vítima, garanta a segurança improvisando avisos de alerta e de perigo para os outros usuários da via

- Utilize o triângulo de segurança de seu veículo e o de outras pessoas, folhagens ou recursos para chamar atenção a pelo menos 50 metros do acidente, se estiver dentro da cidade, ou até 100 metros do local do acidente, se estiver em uma estrada. Se o acidente aconteceu próximo de uma curva ou de uma descida de morro, você deve contar a distância antes de a curva ou a descida começarem. Se o acidente ocorrer à noite ou em um dia de chuva, os avisos devem ser colocados há pelo menos 100 metros. Isso vai garantir que os outros usuários tenham a chance de perceber que há algo errado e reduzir a velocidade ou utilizar os freios a tempo.
- Quando há vazamento de combustível, deve-se impedir que as pessoas fumem no local. Tochas de fogo devem ser evitadas na estrada como sinal de alerta, pois podem provocar incêndios.
- Nos casos de presença de fogo, se o socorrista se sentir seguro para realizar a aproximação, o extintor de outro veículo pode ser utilizado para debelar e apagar o fogo.

não se aproxime se houver fios de alta tensão no local

▸ Se o automóvel acidentado estiver em situação instável, não se aproxime nem tente tomar medidas heroicas, pois será necessário estabilizá-lo antes de dar assistência às vítimas.

acionamento dos serviços de urgência

Se você se posicionou em um local seguro, a tarefa seguinte é acionar o serviço de emergência. O acionamento "rápido e adequado" do serviço de emergência é crucial para a sobrevivência da vítima. Essa é a ação mais importante que um socorrista leigo pode realizar.

No Brasil, o Serviço de Atendimento Móvel de Urgência (Samu) está presente em mais de 75% do território nacional e atende vítimas de todos os tipos de agravos, incluindo os clínicos, os traumáticos, os cirúrgicos e os psiquiátricos. O acionamento do Samu é realizado pelo número telefônico 192, e a ligação é gratuita.

O Corpo de Bombeiros de cada estado também está organizado para atendimentos de emergência, incluindo ações de salvamento (aquático, em altura, em incêndio, etc.). O acionamento do Corpo de Bombeiros é realizado pelo número telefônico 193, também gratuito.

Se sua cidade não conta com serviços do Samu ou do Corpo de Bombeiros, procure a alternativa que a prefeitura local tem para esses casos. Geralmente, há um serviço de ambulâncias acionado diretamente pelo telefone do hospital mais próximo ou um telefone municipal próprio.

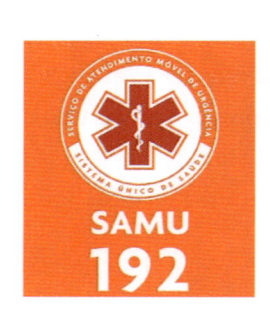

Nas rodovias de todo o Brasil ainda podem estar presentes a Polícia Rodoviária Federal (PRF) e as concessionárias. A PRF presta serviços de atendimento de emergência em alguns casos e, nas rodovias administradas por serviços privados, há o serviço de prestação de socorro especializado, que pode ser acionado por telefones 0800 divulgados em placas indicativas ou por telefones diretos instalados a cada quilômetro da rodovia.

Se necessário, peça ajuda utilizando celular, telefone fixo, telefone de emergência das rodovias ou oriente alguém para que o faça. Ao ligar para o serviço de emergência, mantenha a calma e esteja pronto para responder perguntas e fornecer os seguintes dados:

- endereço exato do local em que está a vítima
- o que ocorreu e o que foi feito até o momento
- condições especiais (por exemplo, envolvimento de postes e fios de alta tensão, vazamento de combustível, múltiplas vítimas, fogo, etc.)
- seu nome e o telefone para contato

Alguns desses serviços de emergência estão organizados para fornecer orientações telefônicas sobre como realizar os procedimentos de primeiros socorros para diversas situações. Essa orientação por telefone pode ser muito útil ao socorrista leigo que está na cena do acidente. Esteja preparado para seguir orientações.

Saber **quando** acionar, **quem** acionar e **como** acionar um serviço de emergência pode fazer toda a diferença.

primeiros socorros

Se você já se posicionou adequadamente no local do evento e acionou o serviço de urgência, é o momento de pensar em auxiliar as vítimas. Lembre-se de que você só deve se aproximar do veículo ou do local em que está a vítima depois de avaliar os riscos e depois de se proteger.

acesso à vítima no interior do veículo

o objetivo é alcançar uma forma de contato e promover a ventilação, caso as vítimas ainda estejam no interior do veículo

- Proteja-se para não entrar em contato com sangue ou secreções.
- Se a cena é segura, a primeira opção de acesso às vítimas é pelas portas do veículo. Caso isso não seja possível, o socorrista deve procurar alguma janela ou para-brisa quebrado.
- Tente contato chamando as vítimas, procure acalmá-las e peça que não se mexam, informando que já solicitou ajuda.
- Se não houver possibilidade de abertura de portas ou janelas do veículo, escolha uma janela que fique mais distante das vítimas e quebre-a com cuidado. Se possível, peça às vítimas que se protejam dos estilhaços.

primeiros socorros

a partir desse momento, o mais importante é identificar as prioridades e realizar ou orientar alguns cuidados

- Se o serviço de emergência foi acionado, não mexa nas vítimas, apenas tente acalmá-las e reforce a segurança da cena.
- Oriente para que as vítimas não se mexam.
- Se necessário, oriente ou realize a compressão direta de hemorragias que possam ser visualizadas.
- No caso de mais de uma vítima, faça uma avaliação geral. A prioridade na abordagem deve ser dada às vítimas que apresentam risco de morte iminente e a quem o socorrista pode beneficiar com seu atendimento. Priorize as vítimas com dificuldades para respirar, com ferimentos que sangram e/ou que apresentem sinais de choque e as vítimas inconscientes. Lembre-se das ações descritas para cada caso, nos capítulos anteriores.

vítimas de atropelamento devem sempre ser consideradas graves pelo risco de lesões no tórax e comprometimento da respiração, risco de sangramento interno e choque, bem como pela suspeita elevada de trauma de coluna e de quadril

- No caso de múltiplas vítimas, aquelas com agravos mais leves muitas vezes ficam andando em torno do veículo, colocando em risco a segurança de todos. Oriente para que elas permaneçam reunidas em local seguro até que o serviço de emergência chegue ao local.
- Na impossibilidade de chegada do serviço de emergência (ou na sua ausência), considere a necessidade de realizar o transporte das vítimas até a unidade de saúde mais próxima. Tenha atenção especial com as vítimas com traumas na cabeça ou no quadril. Lembre-se de que vítimas de acidente de trânsito têm alto potencial para lesões na coluna e é seguro e correto transportá-las em macas rígidas.

prevenção de acidentes de trânsito

Muitos acidentes automobilísticos – e muitas mortes – poderiam ser evitados se algumas regras básicas de segurança fossem seguidas. Algumas delas são:
- não dirigir depois de beber
- usar cinto de segurança
- usar capacete e roupas protetoras ao andar de motocicleta
- obedecer à sinalização

- fazer a revisão periódica do veículo e a manutenção de seus elementos de segurança
- divulgar as formas de acionamento dos diferentes serviços de emergência

ressuscitação cardiopulmonar (RCP) para profissionais da saúde

136 importância e conceituação básica
137 RCP por profissionais
146 parada respiratória – vítima irresponsiva, com respiração normal e pulso presente
148 considerações especiais

capítulo 16

Há diferenças na complexidade das ações quando os primeiros socorros são prestados por socorristas leigos ou por profissionais da saúde. Em geral, os procedimentos destinados aos leigos enfatizam as ações fundamentais. Essa diferença na abordagem tem o objetivo de simplificar o treinamento de socorristas leigos, encorajando-os na realização dos procedimentos que podem salvar vidas. Já para os profissionais de saúde, os procedimentos incluem o uso de técnicas mais complexas, algumas vezes simultâneas, que exigem julgamento clínico e uso de dispositivos auxiliares.

importância e conceituação básica

A **parada cardiorrespiratória (PCR)** é a cessação súbita da função cardíaca e respiratória. Em primeiros socorros realizados por profissionais da saúde, a PCR é caracterizada pela presença de irresponsividade associada a ausência de respiração ou respiração agônica e pulso central ausente.

As causas de PCR são variadas, porém a mais comum é a doença cardiovascular, que frequentemente leva a arritmias, algumas delas reversíveis com manobras de ressuscitação em primeiros socorros. Nas crianças, as causas mais comuns de PCR são de origem respiratória, como infecções e obstrução das vias aéreas, por exemplo.

Em cerca de 70% dos casos, a PCR ocorre fora do ambiente hospitalar e as taxas de sobrevivência são baixas nessa situação. No entanto, o reconhecimento rápido, o acionamento imediato do serviço de emergência e a realização de procedimentos, podem aumentar as chances de sobrevivência. O conjunto desses procedimentos é chamado de **ressuscitação cardiopulmonar (RCP)**.

Para identificar a sequência ideal de ações que compõem o atendimento à vítima com PCR, a Associação Americana do Coração (instituição internacional que desenvolve diretrizes mundiais para atendimento às emergências cardiovasculares) idealizou a cadeia de sobrevivência (veja figura a seguir):

Cadeia de sobrevivência – American Heart Association (2015).

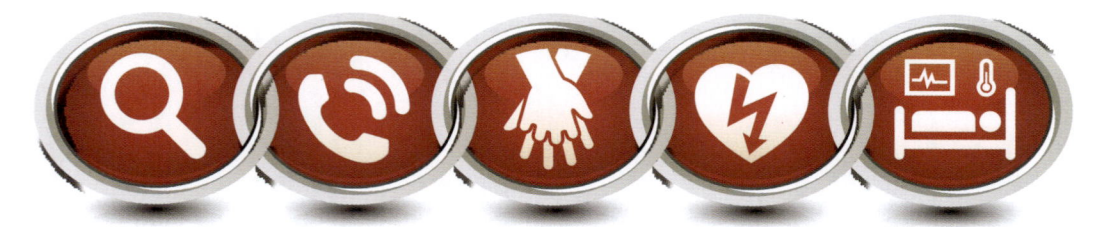

Reconhecimento precoce da PCR e acionamento do serviço de emergência.

RCP imediata de alta qualidade.

Rápida desfibrilação.

Atendimento básico e avançado de emergências.

Suporte avançado de vida e cuidados pós-PCR.

Observe que as ações previstas nos três primeiros elos podem ser providenciadas ainda na fase dos primeiros socorros, antes mesmo da chegada da equipe do serviço de emergência.

RCP por profissionais

1º passo

reconhecimento imediato da PCR em adultos e acionamento do serviço de emergência)

O reconhecimento imediato da PCR por profissional de saúde se dá pela realização da avaliação inicial (ver figura a seguir).

reconhecimento imediato da pcr

verificação da responsividade
- Aproxime-se da vítima.
- Toque os ombros dela e chame-a em voz alta por pelo menos três vezes. Pergunte se ela está bem.
- Na ausência de resposta, considere a vítima irresponsiva.
- Solicite ajuda e um DEA imediatamente e acione um serviço de emergência.

verificação da respiração e da circulação

Após o acionamento do serviço de emergência para vítima irresponsiva, profissionais da saúde devem avaliar simultaneamente a respiração e a presença de pulso em até 10 segundos. Para isso:
- Avalie os movimentos de elevação no tórax para detectar rapidamente se a respiração está presente, ausente ou se ocorre com muita dificuldade (respiração agônica).
- Realize a avaliação da presença de pulso carotídeo:
  - palpe a traqueia à altura da linha média do corpo com os dedos indicador e médio;
  - deslize os dedos lateralmente por cerca de 2 cm;
  - avalie se há presença de pulsação na artéria;

Reconhecimento imediato da PCR

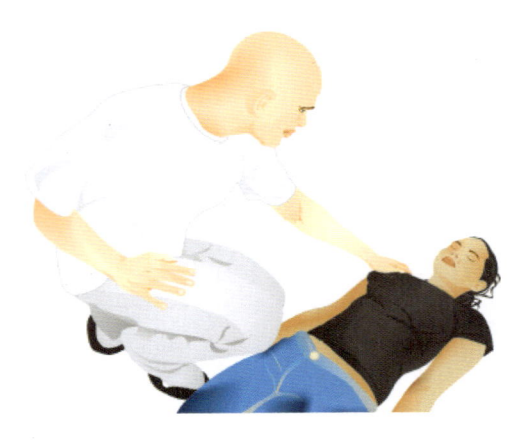

diante da vítima que não responde ao chamado, peça ajuda às pessoas próximas

O acionamento do serviço de emergência pode ser realizado por meio de um celular ou um telefone fixo. Qualquer pessoa pode ser orientada a fazer isso, desde que mantenha a calma para passar as informações e também para receber as instruções de primeiros socorros, se necessário.

2º passo:

RCP precoce

Após reconhecer a PCR e acionar o serviço de urgência, o socorrista deve imediatamente realizar sequências de trinta compressões torácicas de alta qualidade seguidas de duas ventilações por 2 minutos (ou 5 ciclos de 30:2).

Compressões torácicas externas realizadas no local correto, na frequência correta e na profundidade correta fornecem fluxo sanguíneo mínimo e vital ao coração e ao cérebro. A técnica de realização de compressões torácicas de alta qualidade para profissionais da saúde é descrita na figura a seguir.

Compressões torácicas de alta qualidade

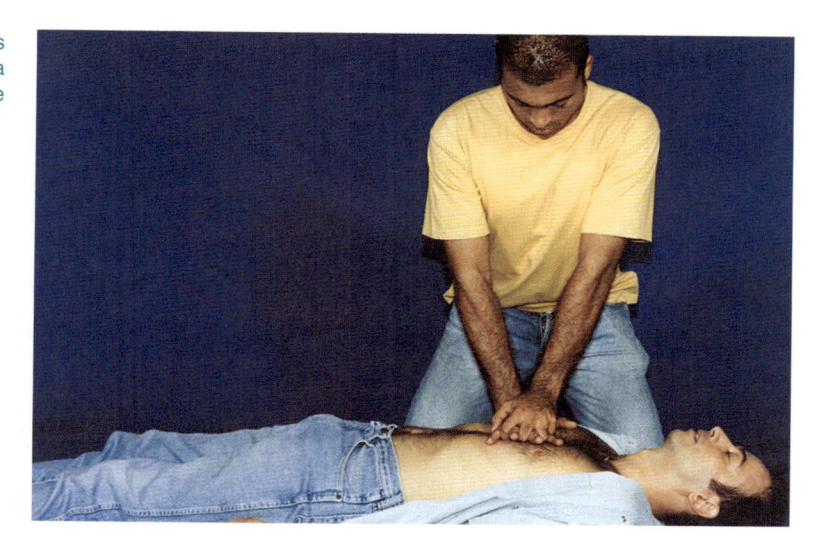

compressões torácicas de alta qualidade

- Posicione a vítima em uma superfície plana e rígida, de preferência no chão.
- Ajoelhe-se na altura do tronco da vítima.
- Posicione as mãos, uma sobre a outra, com os dedos entrelaçados, no centro do tórax, entre os mamilos da vítima.
- Mantenha os cotovelos estendidos e os ombros na direção das mãos.
- Execute trinta compressões fortes, rápidas e sem parar a uma velocidade de 100 a 120 compressões por minuto.
- Em adultos, as compressões devem rebaixar o tórax em pelo menos 5 cm (evitando-se compressões acima de 6 cm).
- Evite:
  - apoiar-se sobre o tórax entre as compressões para permitir o retorno total da parede do tórax;
  - as interrupções da RCP, para não reduzir o número de compressões por minuto;
- É fortemente recomendado que haja rodízio/troca de socorristas na execução das compressões a cada 2 minutos, pois a qualidade da RCP tende a cair com o cansaço.

Ao final das trinta compressões, a via aérea deve ser aberta com a manobra de inclinação da cabeça-elevação do queixo (veja figura a seguir) e devem ser aplicadas duas ventilações sequenciais de 1 segundo cada, que promovam elevação visível do tórax. Essa sequência de trinta compressões fortes, rápidas e sem parar e duas ventilações devem ser repetidas por 2 minutos, ininterruptamente.

A "manobra de inclinação da cabeça e elevação do queixo" promove a elevação da língua, aliviando essa obstrução nas vítimas sem suspeita de trauma (veja figura a seguir).

Manobra de inclinação da cabeça e elevação do queixo

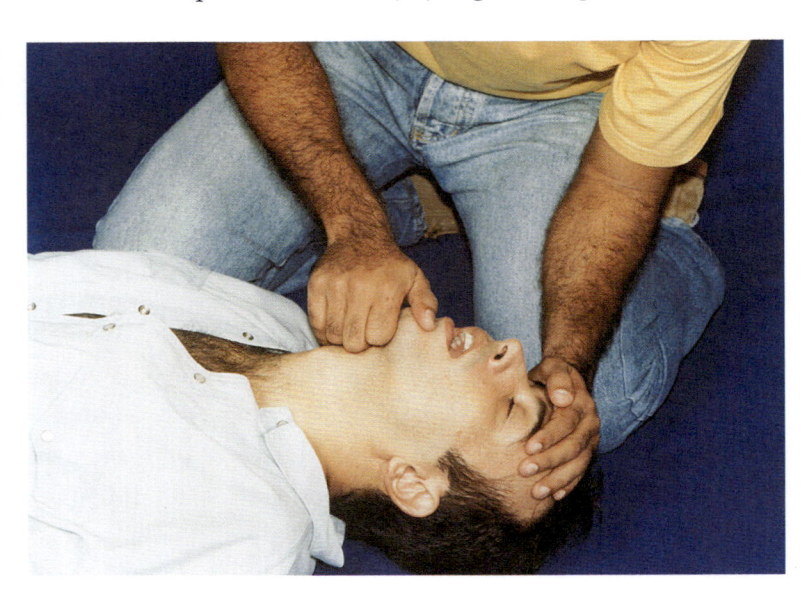

manobra manual de inclinação da cabeça-elevação do queixo

Indicada para vítimas inconscientes com dificuldade para respirar.
- Posicione uma de suas mãos sobre a testa da vítima.
- Posicione dois dedos da outra mão sob o queixo da vítima.
- Posicione dois dedos da outra mão sob o queixo da vítima.
- Realize um leve movimento de inclinação da cabeça da vítima para trás, elevando-lhe o queixo.
- Se a vítima estiver inconsciente e respirando, a manobra deve ser mantida.

As duas ventilações de 1 segundo e com visível elevação do tórax devem ser realizadas preferencialmente com o auxílio de um dispositivo de barreira que sirva de proteção ao contato com saliva, sangue e secreções da vítima. Entre os dispositivos disponíveis estão a máscara de bolso para RCP, a barreira plástica para boca a boca e a bolsa valva-máscara (veja figura a seguir).

máscara de bolso para rcp

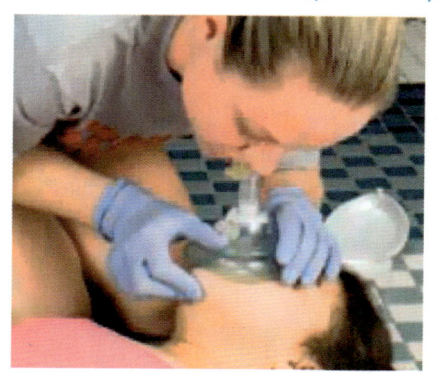

- Promove a cobertura simultânea da boca e do nariz, facilitando a insuflação.
- Seu uso exige a manobra de inclinação da cabeça e elevação do queixo.
- Pode ser reutilizável (silicone) ou descartável (plástico). Se reutilizável, deve ser lavada com água e sabão, seguida de desinfecção com gaze embebida em álcool.

bolsa valva-máscara

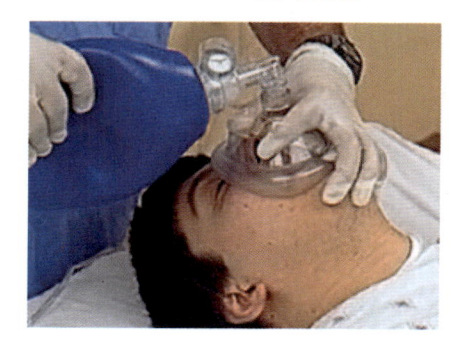

- Sua utilização correta exige duas pessoas:
  - uma pessoa para posicionar e manter a máscara sobre a face da vítima com as vias aéreas abertas;
  - uma pessoa para comprimir a bolsa com as duas mãos.
- O socorrista hábil pode utilizá-la sozinho, mas pode haver redução no volume ofertado devido a insuficiente vedação da máscara e da compressão do balão.

barreira plástica descartável para boca a boca

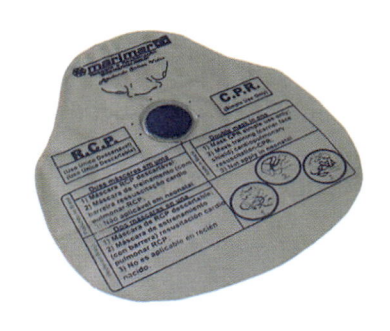

- Confeccionada à base de polietileno.
- Mais apropriada para treinamentos de RCP.
- Alguns modelos possuem válvula unidirecional, que impede o retorno de ar e fluidos da vítima para o socorrista.

Dispositivos de barreira para ventilação na RCP

Os segredos da utilização de qualquer tipo de barreira para a ventilação na RCP são: a abertura correta das vias aéreas e o ótimo ajuste da máscara à face da vítima.

Durante a primeira insuflação, se houver dificuldade na elevação do tórax, refaça o movimento de abertura das vias aéreas e reajuste a máscara à face da vítima. Se ainda assim houver dificuldade, deve-se considerar a possibilidade de "obstrução das vias aéreas".

A ventilação boca a boca (veja figura a seguir) sem o uso de métodos de barreira é outro método de ventilação. Nessa situação, os profissionais podem se sentir inseguros com a realização do procedimento em virtude do risco de contrair doenças, no entanto, não há nenhum estudo que comprove esse risco.

Ventilação boca a boca

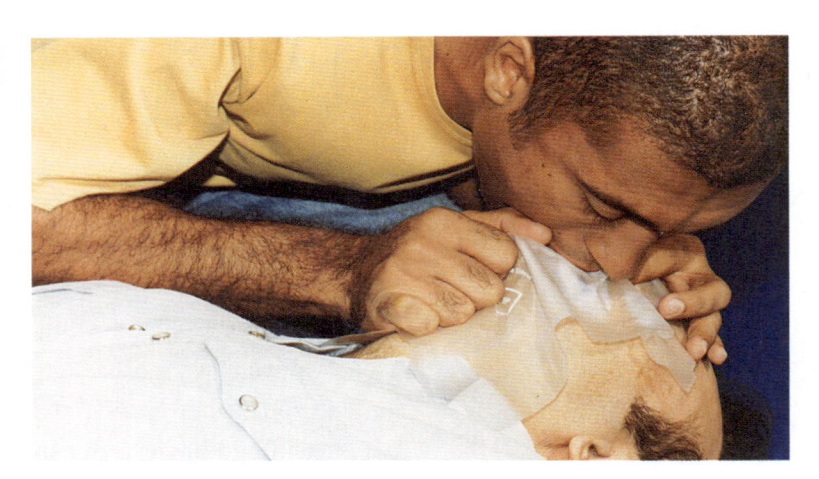

ventilação boca a boca

- Execute a manobra de abertura das vias aéreas.
- Use os dedos de uma mão para fechar as narinas.
- Inspire normalmente.
- Cubra com sua boca aberta toda a boca da vítima.
- Com um movimento expiratório sem esforço, insufle o ar para a vítima de maneira uniforme durante 1 segundo.
- Repita o passo, iniciando pela sua inspiração.

Ao final de 2 minutos ou 5 ciclos de RCP (trinta compressões, duas ventilações), o socorrista deve manter a via aérea aberta e observar rapidamente se a vítima continua irresponsiva e com respiração e circulação inadequadas (sem pulso). Em caso positivo, prossiga com novo ciclo de RCP por mais 2 minutos. Repita essas ações até a chegada do DEA, a chegada da equipe de socorro especializado ou até que a vítima comece a dar sinais de responsividade e presença de respiração (sem dificuldade).

3º passo:

rápida desfibrilação (utilização do DEA assim que disponível)

Embora a RCP bem realizada garanta o fluxo sanguíneo mínimo e vital ao coração e ao cérebro, ela não corrige a causa mais frequente de PCR, uma arritmia chamada fibrilação ventricular (FV) que está presente em mais de 60% desses casos.

A única forma de reverter a FV é a oferta de uma corrente elétrica externa ou um "choque elétrico", que tecnicamente é chamado "desfibrilação". A desfibrilação é o terceiro elo da cadeia de sobrevivência e é possível com o auxílio de um equipamento denominado "desfibrilador externo automático", conhecido como DEA.

Você sabia que...

a cada um minuto de atraso na realização da desfibrilação, a chance de sobrevivência de uma pessoa diminui 10%?

Utilize o DEA assim que ele estiver disponível!!!

O DEA é um equipamento eletrônico simples e portátil que analisa automaticamente o ritmo cardíaco a cada 2 minutos e utiliza comandos de voz e luzes para guiar o socorrista leigo durante a sequência de RCP. Se o ritmo detectado for uma FV, o dispositivo fornece corrente elétrica de forma automática e sem a necessidade do comando do socorrista. Apesar dos vários modelos diferentes de equipamento, a técnica básica de utilização do DEA é comum a todos e é descrita na figura a seguir.

desfibrilador externo automático (DEA)
técnica básica de utilização

- Para minimizar as interrupções na RCP, mantenha as compressões torácicas até que o DEA esteja ligado e em condições de uso.
- Ligue o equipamento.
- Conecte o cabo dos eletrodos autoadesivos no equipamento.
- Instale os eletrodos no tórax desnudo do paciente.
- Siga as orientações do comando de voz do equipamento que fará automaticamente a avaliação do ritmo cardíaco, informando a necessidade ou não de desfibrilação.
  - Se o choque é indicado, interrompa as compressões e afaste-se do paciente (não toque no paciente) e após o choque retome imediatamente as compressões.
  - Se o choque não é indicado, retome imediatamente as compressões.
- O DEA fará automaticamente a avaliação do ritmo cardíaco a cada 2 minutos, informando a necessidade ou não de desfibrilação. Siga as orientações do comando de voz do equipamento.

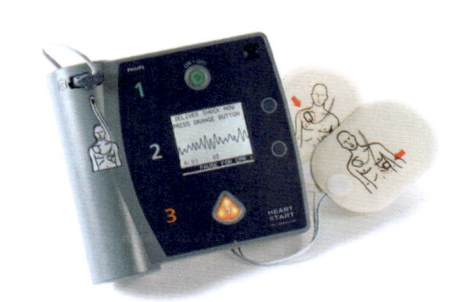

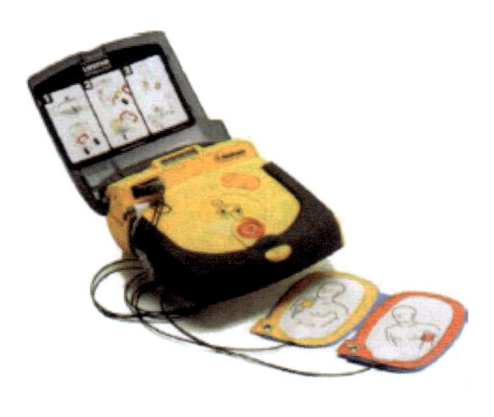

Técnica básica de utilização do desfibrilador externo automático (DEA).

O DEA pode ser muito útil na determinação dos 2 minutos de RCP pois, por meio dos comandos de voz ele informa a necessidade de análise automática do ritmo a cada 2 minutos, o que permite além da análise do ritmo, a troca do responsável pela compressão torácica.

Garanta a realização da RCP 30:2 com avaliação do ritmo pelo DEA a cada 2 minutos até a chegada de equipes de emergência que assumam a situação ou até alcançar o sucesso no procedimento.

Consideramos que a ressuscitação teve sucesso quando o paciente apresenta sinais de retorno da respiração, tosse ou realiza movimentos. Nesses casos, a RCP deve ser interrompida para a realização das seguintes ações:

- manter vigilância, realizando a avaliação inicial repetidamente
- manter aquecimento
- se não houver suspeita de trauma, colocar a vítima em posição de recuperação
- aguardar serviço de emergência ou providenciar o encaminhamento da vítima a uma unidade hospitalar

se houve sucesso na ressuscitação e o socorro especializado já havia sido chamado, telefone novamente para o serviço solicitado informando sobre as ações realizadas e a mudança do quadro

A interrupção da RCP poderá ser considerada se houver exaustão do responsável pela realização de RCP na ausência de alguém que o substitua e se as condições ambientais ou de segurança estiverem comprometidas.

parada respiratória: vítima irresponsiva, com respiração anormal e pulso presente

O que devemos fazer se a vítima estiver irresponsiva, com respiração ausente ou agônica, mas com o pulso central presente?

Essa é uma situação que caracteriza outro quadro também grave, denominado parada respiratória.

nesses casos, o socorrista deve:

- Realizar uma ventilação a cada 6 segundos. Cada ventilação deve ter a duração de 1 segundo e pode ser realizada com dispositivos de barreira. Isso resultará em dez ventilações/minuto no adulto.
- A cada 2 minutos de ventilação, avaliar novamente a respiração, o pulso e o ritmo cardíaco (se houver DEA disponível).
- Manter atenção a ocorrência de PCR.

Acompanhe a seguir o passo a passo da avaliação inicial para profissionais de saúde.

atendimento à PCR – RCP

```
┌─────────────────────────────────────┐
│  Vítima irresponsiva? Peça ajuda.   │
│ Acione o serviço de emergência pelo │
│  celular ou peça para alguém fazê-lo│
│         Solicite um DEA             │
└─────────────────────────────────────┘
                  ↓
┌─────────────────────────────────────┐
│  Avalie presença de respiração      │
│  e pulso simultaneamente em         │
│           10 segundos               │
└─────────────────────────────────────┘
```

RESPIRAÇÃO NORMAL, PULSO PRESENTE → Posição de recuperação e manter observação até a chegada do serviço de emergência

RESPIRAÇÃO AUSENTE, PULSO PRESENTE →
- Realizar uma ventilação a cada 5 a 6 segundos ou cerca de 10 a 12 respirações/minuto
- Mantenha ventilações e, a cada 2 minutos, avalie respiração e pulso.
- Mantenha atenção para a ocorrência de PCR

Possivelmente nessa fase o serviço de emergência já foi acionado e o DEA estará disponível ou a caminho.

RESPIRAÇÃO AUSENTE ou AGÔNICA PULSO AUSENTE

Iniciar RCP
Ciclos de trinta compressões para duas ventilações por 2 minutos.
Utilizar o DEA assim que disponível e preparado.

DEA indica choque?

SIM! Choque indicado!
Aplique o choque.
Reinicie RCP 30:2 imediatamente após o choque, mantendo por 2 minutos até próxima análise pelo DEA.
Mantenha até a chegada do serviço de emergência ou até que a vítima comece a se movimentar ou tossir.

NÃO! Choque não indicado!
Reinicie RCP 30:2 imediatamente após o choque, mantendo por 2 minutos até próxima análise pelo DEA.
Mantenha até a chegada do serviço de emergência ou até que a vítima comece a se movimentar ou tossir.

considerações especiais

RCP na suspeita de trauma

Caso o profissional suspeite que a vítima tenha sofrido um trauma (por queda, atropelamento ou violência interpessoal, por exemplo), ele deve associar alguns cuidados especiais para evitar o agravamento do quadro durante o procedimento de primeiros socorros.

nesses casos:

- Não movimente a vítima até a chegada do serviço de emergência.
- Não permita que outras pessoas movimentem a vítima até a chegada do serviço de emergência.
- Solicite à vítima consciente que não se movimente.
- Mantenha a posição encontrada e, se possível, use suas mãos, para segurar de modo firme a cabeça da vítima na posição em que ela for encontrada, promovendo a estabilização manual da cabeça e da coluna. Mantenha essa estabilização até a chegada do socorro especializado.

Estabilização manual da cabeça.

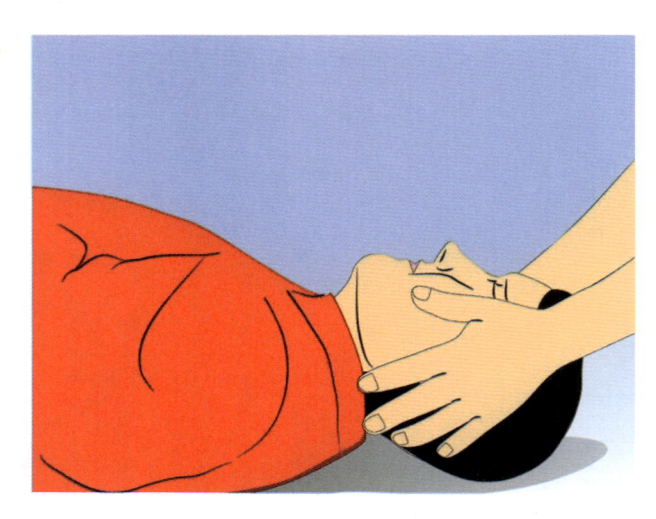

estabilização manual da cabeça

Indicada para vítimas com suspeita de trauma.

▸ Posicione as mãos espalmadas uma de cada lado da cabeça da vítima.

▸ Aplique força suficiente apenas para evitar movimentos.

a vítima só pode ser movimentada se houver necessidade de realização de RCP ou riscos iminentes na cena, como presença de fogo ou de fumaça, entre outros

Caso a vítima que necessita de RCP tenha uma suspeita de trauma, a manobra manual indicada para a abertura das vias aéreas é a "manobra da mandíbula" ou *jaw thrust* (veja figura a seguir) que limita a movimentação da coluna cervical ao mesmo tempo em que promove a abertura das vias aéreas.

Estabilização manual da cabeça no trauma: manobra da mandíbula ou *jaw thrust.*

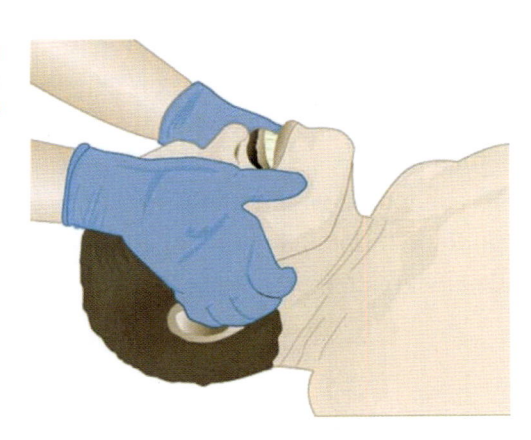

manobra da mandíbula
(socorrista de cabeceira)

Exclusiva para profissionais da saúde em atendimentos a agravos traumáticos em vítimas inconscientes e com respiração ausente ou agônica.

- Posicione-se na cabeceira do paciente.
- Coloque as mãos uma de cada lado da cabeça, com os dedos apontando em direção aos pés, para estabilizar manualmente a cabeça.
- Espalhe seus dedos pela face do paciente ao longo do ângulo da mandíbula.
- Aplique força simétrica apenas com os dedos para mover a mandíbula para a frente e discretamente para baixo (em direção aos pés da vítima).

Considerando a importância das compressões e das ventilações no resultado de sobrevivência, se o profissional não se sente seguro na realização dessa manobra e/ou a ventilação está prejudicada pela dificuldade com a manobra, deve-se optar pela manobra de inclinação da cabeça (veja figura a seguir) para não atrasar os procedimentos.

sobre a
disponibilidade do DEA na comunidade

Considerando a disponibilidade cada vez maior do equipamento e a necessidade da desfibrilação rápida, solicitar precocemente um DEA é um ato importante que pode agilizar os primeiros socorros e aumentar as chances de sobrevivência da vítima.

Atualmente, o DEA pode ser encontrado em clubes, academias, condomínios, shoppings, em várias empresas e indústrias, fazendo parte do rol de equipamentos de aeronaves e equipes de policiamento, bombeiros, etc.

sobre a
RCP para crianças (1 ano à puberdade) e bebês (abaixo de 1 ano)

A RCP em crianças e bebês tem os mesmos princípios e passos previstos para o adulto, mas difere em alguns pontos de acordo com a idade. Para essa abordagem, vamos considerar apenas as diferenças de interesse nas seguintes faixas etárias:

- bebês: até 1 ano de idade (exceto os recém-nascidos)
- crianças: de 1 ano até a puberdade (que é definida com o aparecimento das mamas nas meninas e de pelos axilares nos meninos)

As principais modificações da RCP em bebês e crianças em relação aos adultos é demonstrada nas figuras a seguir:

RCP em bebês:
principais modificações da RCP em bebês em relação aos adultos

um socorrista

- Opção para checagem do pulso braquial.
- Durante a manobra de inclinação da cabeça-elevação do queixo realizar apenas uma leve extensão.
- Posicione apenas dois dedos no centro do tórax 1 cm abaixo da linha dos mamilos.
- A profundidade da compressão deve ser de 4 cm.
- Trinta compressões para cada duas ventilações com dispositivo de barreira.
- A máscara do dispositivo de barreira deve cobrir boca e nariz.

dois socorristas

- Um socorrista executa as compressões e outro, realiza as ventilações.
- Posicione as mãos ao redor do tórax com polegares no centro do tórax, logo abaixo da linha mamilar.
- A profundidade da compressão deve ser de **4 cm**.
- Execute **quinze compressões para cada duas ventilações** com dispositivo de barreira.

Checagem do pulso radial em bebês.

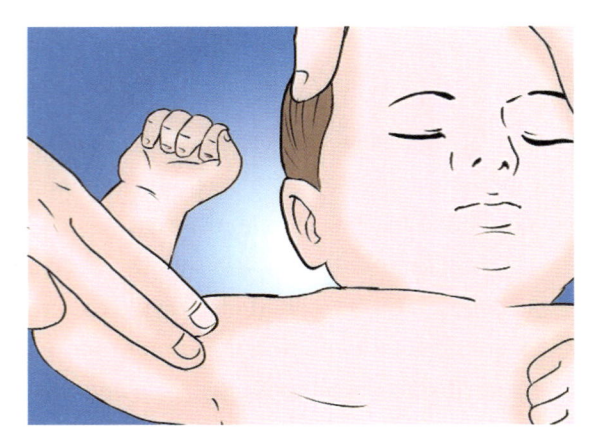

Manobra de compressão torácica no bebê para um socorrista sozinho.

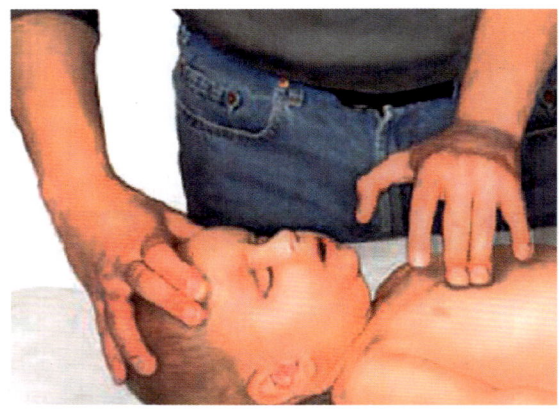

Manobra de compressão torácica em bebês com dois socorristas.

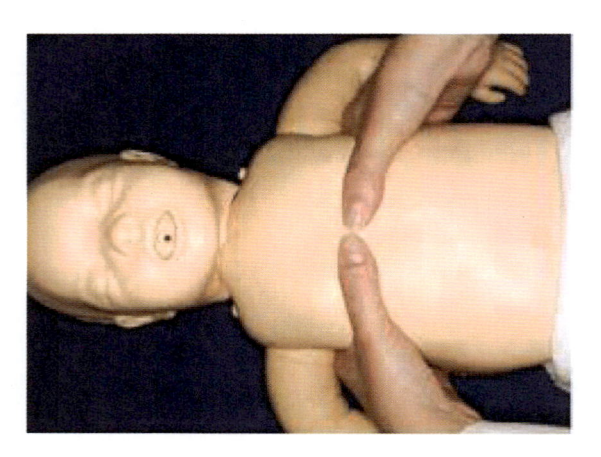

na parada respiratória: administre uma ventilação a cada 6 segundos para adultos ou 3 a 5 segundos para crianças e bebês

Todas as demais observações realizadas para o adulto devem ser seguidas nessa faixa etária (frequência, minimização das interrupções e retorno do tórax).

RCP em crianças

- Posicione as **duas mãos ou apenas uma delas** (opção para crianças muito pequenas) no centro do tórax, entre os mamilos da vítima.
- A profundidade deve ser de **5 cm** (como no adulto).

Técnica de compressão em crianças (1 ano à puberdade).

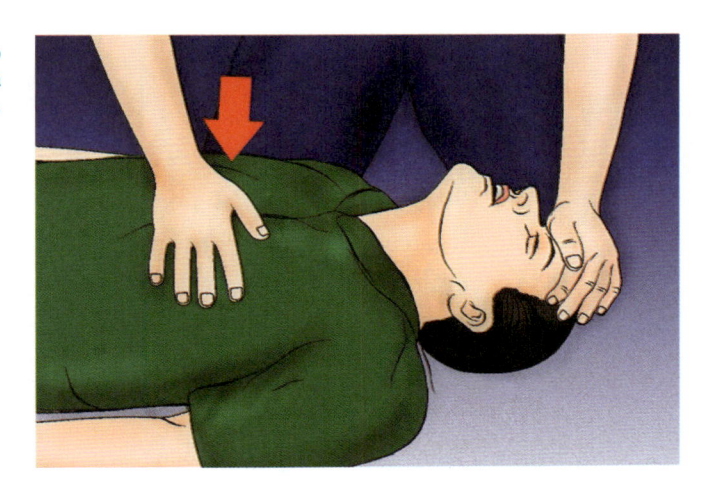

na parada respiratória: administre uma ventilação a cada 3 a 5 segundos para as crianças e bebês

Todas as demais observações realizadas para o adulto devem ser seguidas nessa faixa etária (frequência, profundidade, minimização das interrupções e retorno do tórax).

complicações mais comuns na RCP

A complicação mais comum é a distensão gástrica, em razão da entrada de ar no estômago durante as ventilações. Essa distensão pode levar à ocorrência de vômito durante a RCP. Se o vômito ocorrer, posicione a vítima lateralizada à esquerda para impedir que ela aspire o conteúdo expelido para dentro das vias aéreas ou pulmões.

Outras complicações esperadas são: desarticulação das costelas, fratura do esterno e costelas, além de lacerações de órgãos internos. Na ocorrência desses agravos, não interrompa a RCP, prossiga.

quando não iniciar a RCP?

A RCP não deve ser iniciada em casos de morte óbvia, isto é, quando não há dúvida de que a vítima esteja morta. São os casos de decapitação, segmentação de tronco, carbonização, estado de putrefação e natimorto (criança que acaba de nascer) já em estado de putrefação. Em qualquer outra circunstância, a RCP deve ser iniciada, pois somente o médico poderá decidir sobre o tema.

erros mais comuns durante a realização da RCP

Os erros mais comuns que um profissional pode cometer durante a RCP são:

- não abrir as vias aéreas adequadamente
- deixar escapar ar durante as ventilações
- dobrar os cotovelos durante a compressão torácica externa
- não localizar o ponto correto de compressão
- realizar compressões bruscas ou sem força suficiente para rebaixar o tórax até o ponto desejado
- manter ritmo de compressões incorreto (mais lento)

Veja a seguir o resumo comparativo das diretrizes e da técnica de RCP nas diferentes faixas etárias, quando aplicada por profissionais da saúde.

resumo da rcp quando aplicada por profissional da saúde

	ADULTO	CRIANÇA (1 ANO À PUBERDADE)	BEBÊ (MENOR DE 1 ANO)
RECONHECIMENTO	Avalie a responsividade, presença de respiração e pulso. Considere a RCP na vítima irresponsiva e com ausência de respiração ou respiração agônica e ausência de pulso.		
ACIONAMENTO DO SERVIÇO DE EMERGÊNCIA	Solicite ajuda. Acione serviço de emergência e peça um DEA.		
RCP	**1 ou 2 socorristas** 30:2		**1 socorrista** 30:2 **2 socorristas** 15:2
LOCALIZAÇÃO DAS COMPRESSÕES	2 mãos no centro do tórax (ou metade inferior do esterno)	1 mão (crianças pequenas) ou 2 mãos no centro do tórax (ou metade inferior do esterno)	**1 socorrista** 2 dedos no centro do tórax, 1 cm abaixo da linha mamilar **2 socorristas** 2 mãos ao redor do tórax com polegares no centro do tórax, logo abaixo da linha mamilar.
FREQUÊNCIA DAS COMPRESSÕES	100 a 120/minuto Alternar responsável pela compressão a cada dois minutos.		
PROFUNDIDADE DAS COMPRESSÕES	No mínimo 5 cm (não ultrapassar 6 cm)	No mínimo 5 cm (não ultrapassar 6 cm)	4 cm
RETORNO DO TÓRAX	Permitir retorno total do tórax após cada compressão.		
DESFIBRILAÇÃO	▶ Precoce: uso do DEA assim que estiver em condição de uso. ▶ Seguir as orientações do comando de voz. ▶ Interromper as compressões a cada 2 minutos para avaliação do ritmo. ▶ Reiniciar imediatamente as compressões após a avaliação do ritmo e do choque (se indicado).		
INTERRUPÇÃO DA RCP	▶ Minimizar interrupções durante a RCP. ▶ Manter compressões e DEA até a chegada do serviço de emergência ou a vítima apresentar sinais de retorno a circulação (respiração, movimentos ou tosse). ▶ A interrupção fora dessas condições deve ser considerada apenas em caso de exaustão do socorrista ou em funções das condições de segurança e do ambiente.		
OUTRAS OBSERVAÇÕES	▶ Atenção para a manobra adequada de abertura das vias aéreas: manobra de inclinação da cabeça e elevação do tórax ou *jaw thrust* no trauma? ▶ Atenção para a ocorrência de parada respiratória (respiração ausente com pulso presente): administre uma ventilação a cada 6 segundos para adultos ou 3 a 5 segundos para crianças e bebês.		

Adaptado de: American Heart Association, CPR (2015).

A cena de uma PCR é bastante tumultuada e pode exigir muitos socorristas. A sugestão é treinar muito e sempre. Mobilize as pessoas que podem estar envolvidas nesse tipo de atendimento e trabalhe a integração entre todos usando uma abordagem sequencial e coreografada onde cada um reconhecerá seu papel nas várias etapas.

procedimentos gerais do socorrista

▸ Não deixe de prestar ajuda a quem precisa, mas garanta sempre sua segurança e a da vítima.

▸ Acione sempre o serviço de emergência disponível na sua cidade, pois essa é a mais importante ação a fazer.

▸ Ao pedir ajuda, procure dar o máximo de informações: endereço, ponto de referência, tipo de acidente, número de vítimas, etc.

▸ Antes de qualquer atendimento, avalie bem a cena do acidente para não ser a próxima vítima.

▸ Aborde a vítima sempre com algum tipo de proteção individual (luvas, panos, sacos plásticos, máscara, etc.).

▸ Avalie se há riscos imediatos para a vítima iniciando sempre pela verificação da responsividade e da presença de respiração.

guia passo a passo

parada cardiorrespiratória (PCR)

- Verifique a responsividade e a presença de respiração na vítima. Se não estiver, acione o serviço de emergência imediatamente.

- Posicione a vítima de barriga para cima em uma superfície rígida e plana.

- Inicie imediatamente as compressões no tórax (100 vezes por minuto, sem intervalo).

- Verifique a cada 2 minutos se a vítima voltou a respirar.

estado de choque

- Acione o serviço de emergência da sua localidade.

- Acalme a vítima, se ela estiver consciente.

- Deite-a de barriga para cima, com as pernas elevadas.

- Vire a cabeça da vítima para o lado, caso não suspeite de lesão na coluna cervical.

- Afrouxe as roupas dela (gravata, colarinho, cinto, etc.).

- Elimine da cavidade oral restos de alimento ou secreções e retire a prótese dentária, se houver.

- Aqueça a vítima com cobertores, toalhas, etc.

hemorragias

- Faça compressão direta sobre a ferida com um pano limpo (lembre-se de proteger suas mãos).

- Não retire as compressas ensopadas; apenas coloque mais compressas limpas sobre elas.

- Só aplique torniquete se as medidas anteriores não surtirem efeito.

- Acione o serviço de emergência de sua localidade.

ferimentos

- Identifique o tipo de ferimento.

- Lave-o com água e sabão, seque-o e cubra-o com um pano limpo ou um curativo pronto.

- Não remova objetos encravados na ferida.

- Controle as hemorragias.

- Se houver parte amputada, acondicione-a corretamente e leve-a para o hospital junto com a vítima.

- No caso de algum órgão do abdome ter ficado exposto, não tente recolocá-lo no lugar.

- Acione o serviço de emergência de sua localidade.

entorses, luxações e fraturas

- Não se preocupe em fazer diagnóstico (se é entorse, luxação ou fratura).

- Avalie a região afetada em busca de deformidade, dor ou perda da função.

- Imobilize o membro e as articulações anterior e posterior ao local do trauma.

- Cubra as feridas das fraturas abertas antes da imobilização.

- Imobilize a vítima na posição em que ela foi encontrada.

- Acione o serviço de emergência disponível na sua localidade.

vertigens, desmaios e convulsões

▸ Mantenha a vítima deitada de barriga para cima, com os pés ligeiramente elevados.

▸ Se a vítima não tiver sofrido traumatismo na coluna, vire sua cabeça para o lado.

▸ Não lhe dê líquidos.

▸ Afaste objetos de perto da vítima em convulsão e não tente impedir seus movimentos.

▸ Proteja a cabeça da vítima.

▸ Limpe o excesso de saliva.

▸ Acione o serviço de emergência da sua localidade.

distúrbios causados pelo calor

Se queimadura:

- Faça uma avaliação aproximada da extensão da queimadura.

- Identifique o tipo de queimadura.

- Lave com água a parte do corpo afetada e proteja-a com um pano limpo.

- Não use qualquer tipo de produto nas áreas queimadas.

Se internação:

- Proteja a vítima da exposição ao calor.

- Faça compressas com água para resfriamento.

- Acionar o serviço de emergência da sua localidade.

choques elétricos

- Não mexa em vítimas que estejam presas a correntes elétricas.

- Isole o local até que a fonte de energia seja desligada.

- Depois de desligada a fonte de energia, faça a avaliação da responsividade e da respiração, pois a vítima pode estar em PCR.

- Acione o serviço de emergência da sua localidade.

afogamento

- Só tente retirar a vítima da água se você for treinado para isso.

- Após retirar o afogado da água, avalie a responsividade e a respiração.

- Acionar o serviço de emergência de sua localidade.

- Verifique se a vítima teve uma parada respiratória ou PCR e atue, se necessário.

- Aqueça a vítima.

- Na possibilidade de trauma na coluna, muito cuidado com o manuseio e o transporte da vítima.

corpos estranhos no organismo

- Se o órgão atingido foi o olho, lave-o com água, na tentativa de remover o corpo estranho.

- Caso não consiga remover o corpo estranho, faça um curativo e encaminhe a vítima para atendimento médico.

- Não use pinças, cotonetes ou outros objetos para retirar um corpo estranho do nariz, ouvido ou olhos.

- Execute a manobra para desobstrução das vias aéreas.

- Nas vítimas conscientes, utilize a manobra de Heimlich com compressões abdominais.

- Nas vítimas inconscientes e com vias aéreas obstruídas, realize compressões torácicas e ventilações.

intoxicações

- Acalme a vítima.

- Faça a avaliação da respiração.

- Não provoque vômito.

- Não lhe dê líquidos.

- Tente identificar o produto causador da intoxicação e leve-o para o hospital junto com a vítima.

- Peça ajuda especializada (médico, ambulância, etc.).

mordeduras e picadas de animais

- Mantenha a vítima calma e em repouso.

- Faça a avaliação da respiração.

- Lave o local da picada e imobilize-o.

- Não dê líquidos à vítima.

- Não faça incisão no local da picada.

- Não faça torniquete.

- Não tente aspirar o veneno com a boca.

- Peça auxílio médico.

- Se precisar remover a vítima, movimente-a o mínimo possível.

transporte de pessoas acidentadas

- Acione o serviço de emergência, Samu, bombeiros ou outro serviço de sua cidade.

- Só remova pessoas do local do acidente em caso de risco de morte.

- Na suspeita de trauma, mantenha a coluna da vítima sempre imobilizada.

- A vítima de qualquer tipo de traumatismo deve ser considerada, em princípio, como tendo sofrido lesão na coluna.

- Se necessário, use dispositivos improvisados para a imobilização e o transporte, com cuidado para não agravar o estado da vítima.

- Sempre que possível, mantenha a vítima deitada sem se mexer, enquanto aguarda socorro especializado.

acidentes de trânsito

- Peça ajuda especializada (médico, ambulância, corpo de bombeiros, polícia).

- Verifique a segurança do local e sinalize-o.

- Identifique o número de vítimas.

- Faça uma avaliação rápida de cada vítima para estabelecer as prioridades.

- Só remova as vítimas se for estritamente necessário.

- Realize os procedimentos necessários, como RCP, controle de hemorragias, imobilizações, etc.

- Mantenha as vítimas seguras e protegidas até a chegada do socorro especializado.

bibliografia

ACIDENTES por animais peçonhentos. São Paulo: Secretaria de Estado de São Paulo, 1993.

AMERICAN HEART ASSOCIATION CHANDRA NC. **Basic life support for healthcare providers**. Hazinski, 2000.

____. **Guidelines Update for Cardiopulmonary Resuscitation and Emergency Cardiovascular Care – Part 11: Pediatric Basic Life Support and Cardiopulmonary Resuscitation Quality**. Circulation 2015; 132 (suppl. 2): S519-S525.

____. **Guidelines Update for Cardiopulmonary Resuscitation and Emergency Cardiovascular Care – Part 5. Adult Basic Life Support and Cardiopulmonary Resuscitation Quality**. Circulation 2015; 132: S414-S435.

____. **Guidelines Update for Cardiopulmonary Resuscitation and Emergency Cardiovascular Care – Part 15: First Aid**. Circulation 2015; 132: S574-S589.

BARRAVIERA, Benedito; PEREIRA, Paulo C. M. Acidentes por serpentes dos gêneros Bothrops, Lachesis e Micrurus. **Arquivos Brasileiros de Medicina**, v. 65, p. 345-355, 1991.

BERKOW, Robert. **Manual Merk de medicina**. 16. ed. São Paulo: Roca, 1992.

BOSWICK JR, John A. et al. **Queimaduras, clínicas cirúrgicas da América do Norte**. Rio de Janeiro: Interlivros, 1987. v. 1.

BRASIL. Ministério da Saúde. **Cartilha de ofidismo**. Rio de Janeiro: Fundação Nacional de Saúde, 1993.

____. Ministério da Saúde. Secretaria de Atenção à Saúde. **Protocolos de intervenção para o SAMU 192 – Serviço de Atendimento Móvel de Urgência Suporte Básico de Vida**. 2. ed. Brasília: Ministério da Saúde, 2016.

CAMPBELL, J. E. **Basic trauma life support**. México: Mexico Ed., 1999.

____. **Trauma life support for paramedics and advanced EMS providers**. 3. ed. [S.l.: s.n.], 1995.

CESP. **Manual de primeiros socorros**. São Paulo, [19—].

ERAZO, Guilhermo A. C. **Manual de urgências em pronto-socorros**. 3. ed. Rio de Janeiro: Ed. Médica e Científica, 1990.

GUIMARÃES, H. P.; BORGES, L. A. A.; ASSUNÇÃO, M. S. C.; REIS, H. J. L. **Manual de medicina de emergência**. São Paulo: Atheneu, 2016.

INSTITUTO PAULISTA DE PROMOÇÃO HUMANA. **Para acudir depressa**: manual do agente de saúde, 1. Lins, 1981.

KITT, Stephane. **Urgencias en enfermeria**. México: Interamericana, 1992.

MANUAL de socorro de emergência. Rio de Janeiro: Atheneu, 1999.

NATIONAL ASSOCIATION OF EMERGENCY MEDICAL TECHINICIAN. PHTLS: **Atendimento pré-hospitalar ao traumatizado**. 8. ed. Rio de Janeiro: Elsevier, 2017.

REIS, Ana D. C. Padronização da assistência de enfermagem no atendimento de urgência ao queimado. **Temas de Saúde Ocupacional**, Petrobras, n. 5, p. 39. 1990.

SEKI, Clóvis T. et al. **Manual de primeiros socorros nos acidentes de trabalho**. 2. ed. São Paulo: Fundacentro, 1985.

SENAC. DN. **Enfermagem pediátrica**./ Romel Muniz Estrela. Rio de Janeiro: Senac/Dn/DFP, 1990.

SOUSA, R. M. C.; CALIL, A. M.; PARANHOS, W. Y.; MALVESTIO, M. A. A. **Atuação no trauma**: uma abordagem para a enfermagem. São Paulo: Atheneu, 2008. p. 131-147.

WERNER, David. **Onde não há médico**. 11. ed. São Paulo: Paulinas, 1989.

Esta obra foi composta em Zaft Ellipt e Hallvet
e impressa sobre papel off-set 90g/m² no miolo
e cartão triplex 300g/m² na capa.